따라하면 누구나 약손!

우리집 동의보감 **단학활공 2**

국제평화대학원대학교 부설 단학연구원 지음

따라하면 누구나 약손!

우리집 동의보감 단학활공 2

국제평화대학원대학교 부설 단학연구원 지음

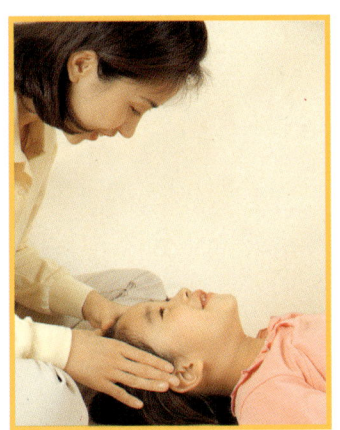

한문화

머리말

세상에는 온갖 명약과 명의를 찾아다니는 이들이 많지만 자기 몸 안에 있는 자연치유력의 소중함과 효과를 알고 있는 이들은 많지 않다. 건강은 아주 가까운 곳에 있다. 국제평화대학원대학교 부설 단학연구원은 멀리 있는 건강을 찾는 것이 아니라 누구나 손쉽게 자기 안에 있는 자연치유력을 찾을 수 있도록 돕는 프로그램을 연구, 개발하고 있다. 단식, 명상, 단학도인체조, 단전호흡, 이 모두가 우리 몸에 흐르는 기 에너지의 자연치유력을 극대화하는 방법들이다.

단학활공도 그러한 프로그램 중 하나이며 특별한 기술이나 단련을 필요로 하지 않으면서도 누구나 일상에서 실천할 수 있는 건강법이다. 특히 맨손으로 상대방의 아픈 곳을 어루만져 주는 과정에서 가족, 이웃, 동료들과 마음을 열고 사랑을 주고받는 즐거움을 느낄 수 있다. 오늘을 살아가는 현대인들은 약물은 지나치게 남용하면서도 가족 간에 마음이 담긴 따뜻한 손길을 주고 받는 일에는 점점 소홀해져가고 있지 않은가?

만일 당신이 가족들이나 동료들과의 진실한 소통에 어려움을 겪고 있다면 단학활공을 권하고 싶다. 몸이 아팠을 때 정성껏 매만져 주는 손길만큼 감사한 것은 없으며 아무것도 아닌 것 같은 자신의 손길이 상대방에게 큰 도움이 되는 것처럼 마음을 흐뭇하게 하는 일도 없다. 단학활공의 가장 큰 취지는 활공을 하는 이나 받는 이의 마음이 잘 통하게 하고 서로가 마음의 기쁨과 평온을 얻는 것이다. 활공活功이란 이름에서 알 수 있듯이 단학활공은 생명력을 잃은 상대방의 몸과 마음을 살아나게 하는 심법心法이다. 그러므로 활공을 하는 이는 기술에 앞서 상대방을 대하는 마음 자세부터 가다듬어야 한다. 웃음 띤 얼굴로 상대방을 바라봐 주고 따뜻한 말 한 마디를 건네는 것도 단학활공의 중요한 일부분이다.

　건강을 해치는 가장 큰 주범은 생명의 법칙에 어긋난 생활태도와 마음가짐이다. 우리 마음이 두려움으로 위축되면 장기 중에서 신장의 기능에 영향을 미치고 슬픔이 지나치면 폐에, 노여움이 지나치면 간에 영향을 미친다. 장기뿐만 아니라 우리 몸의 모든 신경, 혈관, 근육의 세포조직은 이러한 마음의 긴장과 희로애락의 움직임을 하나도 놓치지 않고 기억하고 반응한다. 이러한 불균형의 상태가 오랫동안 누적될 때 우리 몸의 생명에너지가 드나드는 경혈은 막히고 오장육부를 연결하는 기의 통로인 경락의 흐름에 이상이 오게 된다. 여러 질병의 근본적인 원인은 여기서 비롯된다. 단학활공은 경혈과 경락을 자극하여 기혈순환이 순조롭게 이루어지도록 돕는 효과적인 방법이다.

　옛 선인들은 질병의 근원적인 원인을 이해하고 그 예방과 치유를 위한 방법을 일상의 한부분으로 만들어서 생활화했다. 단학활공도 이러한 조상들의 지혜를 현대인들이 생활 속에서 활용할 수 있도록 체계화한 것이다. 우리 몸은 가장 자연스러울 수 있을 때 건강하다. 현대인들이 겪는 건강의 불균형과 심리적인 여러 장애들은 자연스러움이 결여된 생활에서 오는 것이다. 단학활공을 통해 많은 사람들이 근원적인 몸과 마음의 자연스러움을 회복하기를 바라는 마음에서 이 책을 펴낸다.

단기 4333년 4월
국제평화대학원대학교 부설 단학연구원

차 례

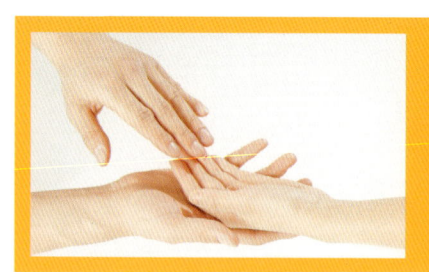

제 2 권

머리말　　4

제 8 장 팔과 손　　9
1. 팔 비비고 문지르기　　12
2. 팔 당기기　　15
3. 손바닥 활공　　17

제 9 장 가슴과 배　　23
1. 가슴 활공　　26
2. 배 쓸어 주기　　30
3. 장의 뭉침 풀어 주기　　33
4. 배 밀고 당기고 흔들어 주기　　37
5. 허리 떨어뜨리고 붕어흔들기　　40
6. 기운 넣어 주기　　43

제 10 장 다리 앞부분　　49
1. 발가락 당기고 발목 꺾기　　52
2. 다리 안쪽 활공　　56
3. 다리 앞쪽 활공　　59
4. 무릎 비벼 주기　　61
5. 골반과 다리 근육 활공　　64
6. 다리 흔들기　　66

제 11 장 몸의 옆부분과 앉은 자세　　71
1. 목과 어깨 근육 짜 주기　　74
2. 어깨 근육 풀고 당기기　　77
3. 허벅지 바깥쪽 풀기　　80
4. 옆으로 누운 자세에서의 담경 활공　　83
5. 엉덩이 옆선 두드려 주기　　88

제 12 장 숙련된 이를 위하여　　93
1. 우리 몸은 작은 우주　　95
2. 음양오행과 경락　　103
3. 관찰하기　　134
4. 보사법　　137
5. 숙련된 이를 위한 약손 만들기　　140

■ 증상별 활공법 색인　　146

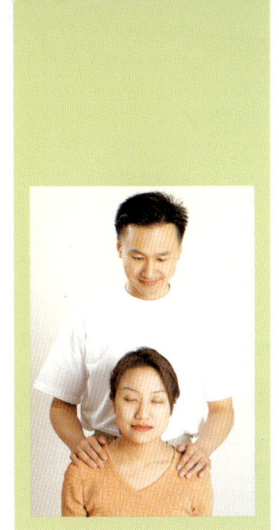

제1권

머리말

제1장 활공이란 무엇인가?
1. 단학활공은 사랑주기
2. 활공이 좋은 일곱 가지 이유
3. 활공의 세 가지 원리
4. 만질 때는 이렇게

제2장 활공을 위한 준비
1. 효과 만점을 위한 준비
2. 이런 순서로 한다

제3장 약손 만들기
1. 기 에너지와 약손
2. 약손을 위한 준비운동
3. 약손 만드는 손 운동

제4장 몸의 뒷부분
1. 어깨 근육 풀어 주기
2. 견갑골 풀어 주기
3. 등 비비고 눌러서 풀어 주기
4. 허리 눌러 주며 흔들기
5. 엉덩이 눌러 주며 흔들기
6. 척추 누르기

제5장 다리 뒷부분
1. 발바닥 누르기
2. 발목 흔들기
3. 장딴지 풀어 주기
4. 허벅지 풀어 주기
5. 무릎 들어 주고 허벅지 눌러 주기
6. 허벅지 비비고 눌러 주기

제6장 목과 머리
1. 윗머리 눌러 주고 쓸어 주기
2. 목 근육 이완하고 목 눌러 주기
3. 목 꺾고 당겨 주기
4. 뇌활공

제7장 얼굴
1. 얼굴 마사지
2. 얼굴 눌러 주기
3. 턱 관절 풀어 주기

■ 증상별 활공법 색인

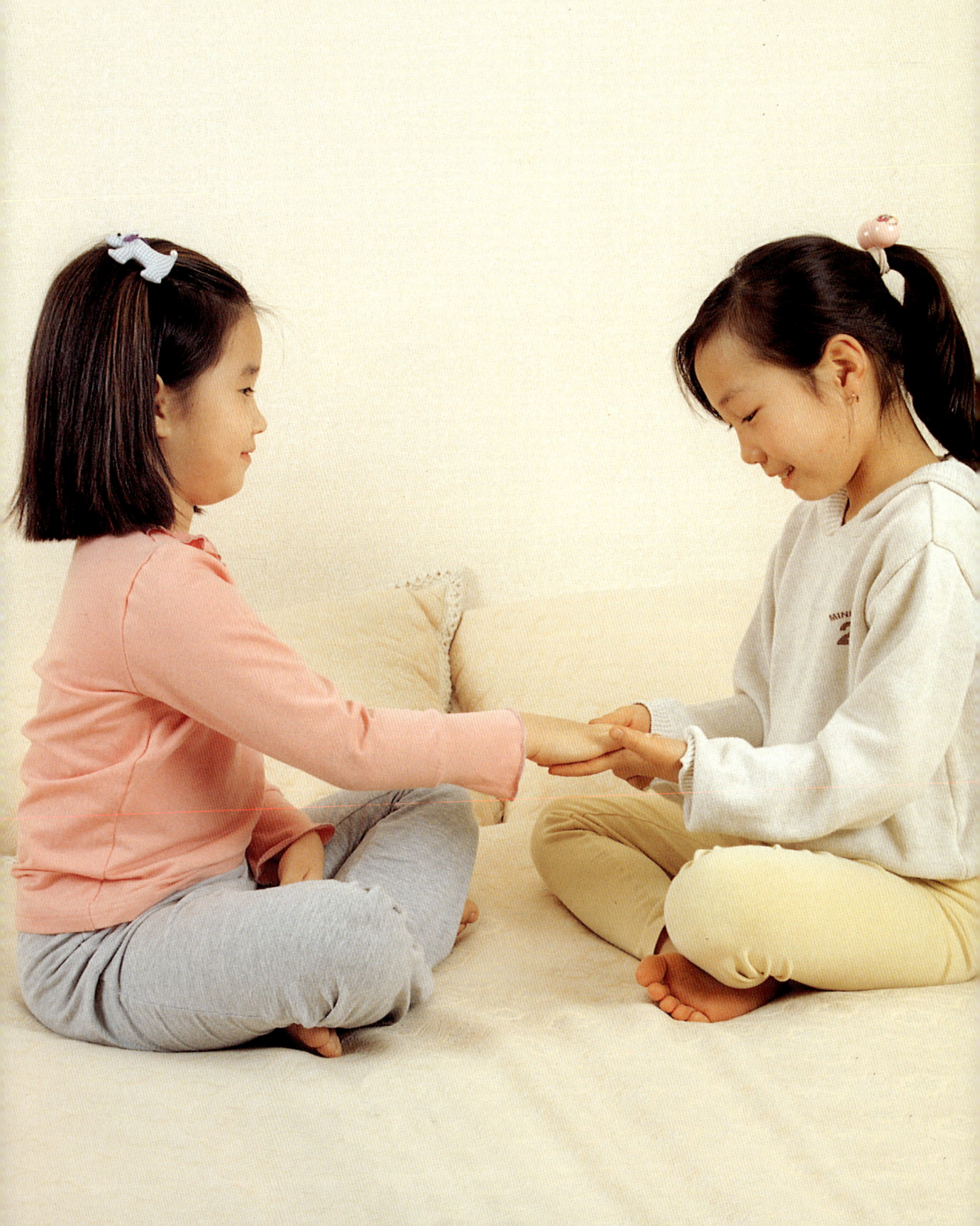

제 8 장

팔과 손

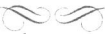

1. 팔 비비고 문지르기

2. 팔 당기기

3. 손바닥 활공

뇌의 운동중추 중에서 가장 많은 부분을 차지하고 있는 것은 '손'의 사령실! 팔과 손을 활공하면 운동중추뿐만 아니라 면역, 호르몬 기능까지 덩달아 좋아집니다.

손 활공을 하면 머리도 좋아진대요.

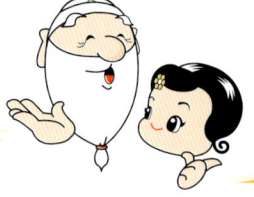

팔의 윗부분은 상완골이라는 굵은 뼈가 자리잡고 있으며 그것을 두 터운 근육이 둘러싸고 있어 무거운 짐을 쉽사리 들 수 있도록 힘을 주는 역할을 한다. 팔의 아랫부분에는 요골과 척골이라는 두 개의 뼈가 있으며 아래쪽 근육은 다리와 마찬가지로 위쪽보다 가늘다. 그 사이를 역시 관절이 자리잡고 있어 회전운동을 자유롭게 할 수 있다.

팔과 손에는 많은 신경들과 경락들이 분포되어 있다. 팔에는 심포, 대장, 심장, 소장, 폐에 해당하는 경락들이 오밀조밀하게 뻗어 있다. 손과 발은 내장 기관의 축소판으로 모든 신체기관과 밀접한 관련이 있다.

손, 얼굴, 귀, 발 등으로 건강상태를 파악하고 관리하는 의술은 일찍부터 발달하여 왔다. 손이나 손바닥으로 전신의 건강상태를 진단 하고 그 곳에 일정한 자극을 줌으로써 병을 치료하는 방법은 2000년 이상의 역사를 가지고 있다. 현대에도 우리나라를 비롯한 동양 각지 에서 연구와 의료행위가 계속되고 있다.

팔을 활공할 때는 세기를 잘 조절하는 것이 중요하다. 경락에 따 라서 받는 이가 조금만 세게 눌러도 쉽사리 아픔을 느끼는가 하면 어떤 부위는 적당한 힘을 주어 눌러야 할 때도 있다. 팔을 활공할 때는 받는 이의 느낌을 물어보며 표정을 계속 관찰해야 한다.

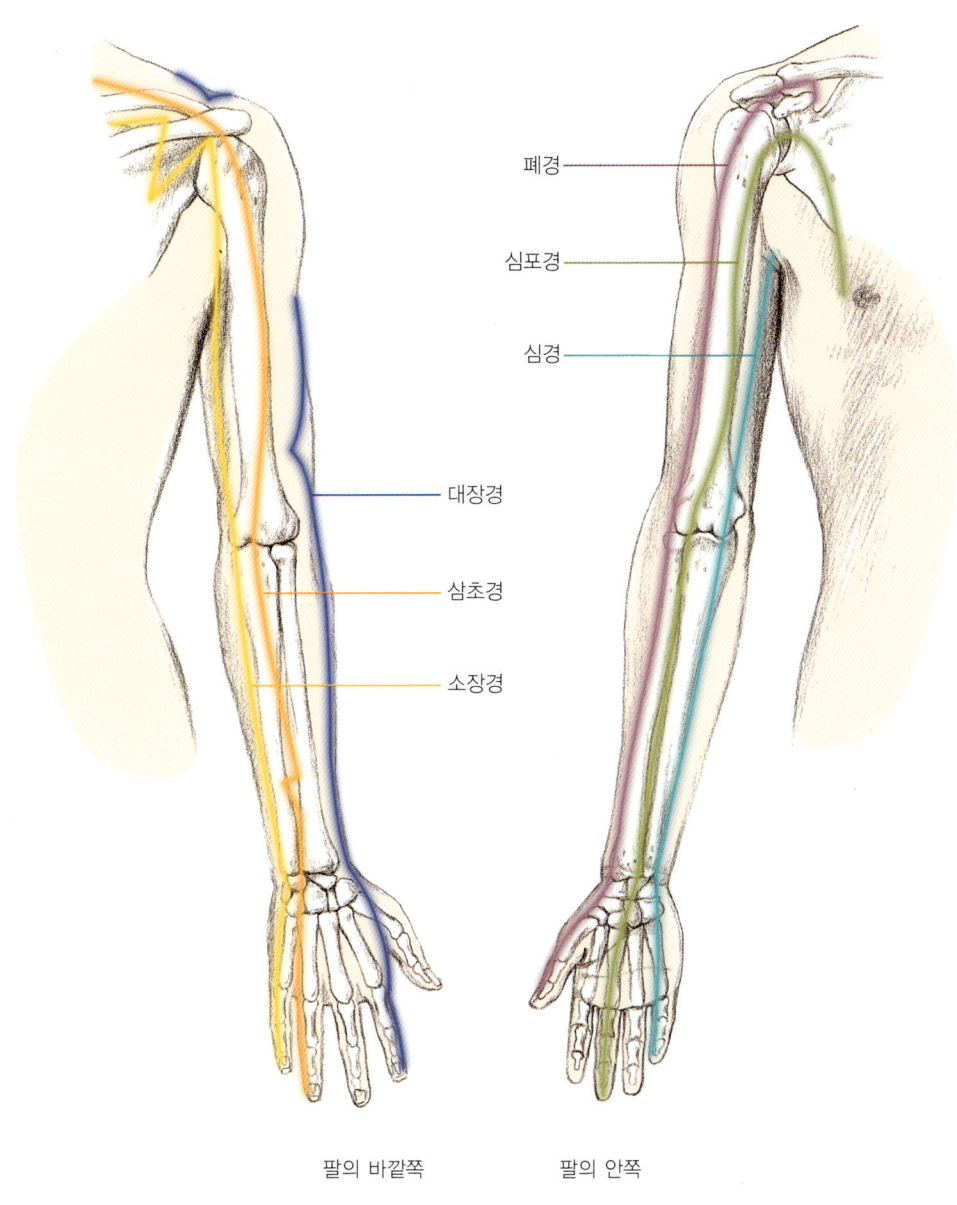

팔의 골격과 경락

1. 팔 비비고 문지르기

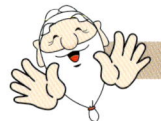
만질 때
손으로 주무르기, 비벼서 풀어 주기

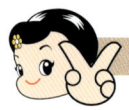
효과
팔에 흐르는 모든 경락을 자극하여 몸의 기혈흐름을 전체적으로 좋게 한다.

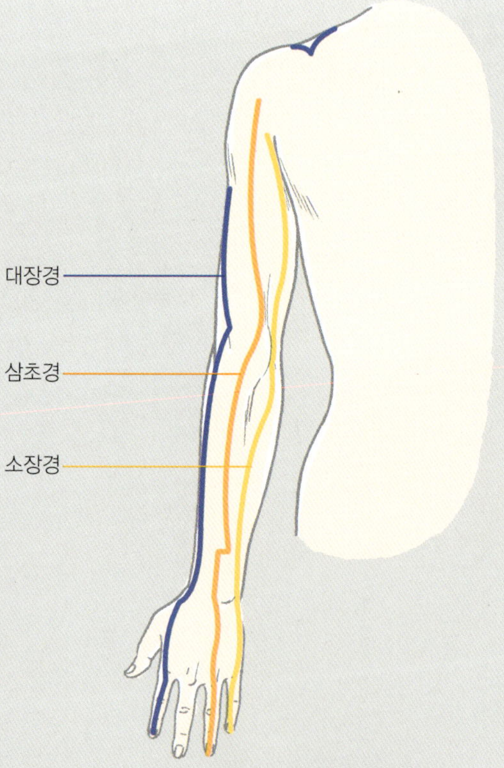

대장경
삼초경
소장경

팔 바깥쪽에 흐르는 경락

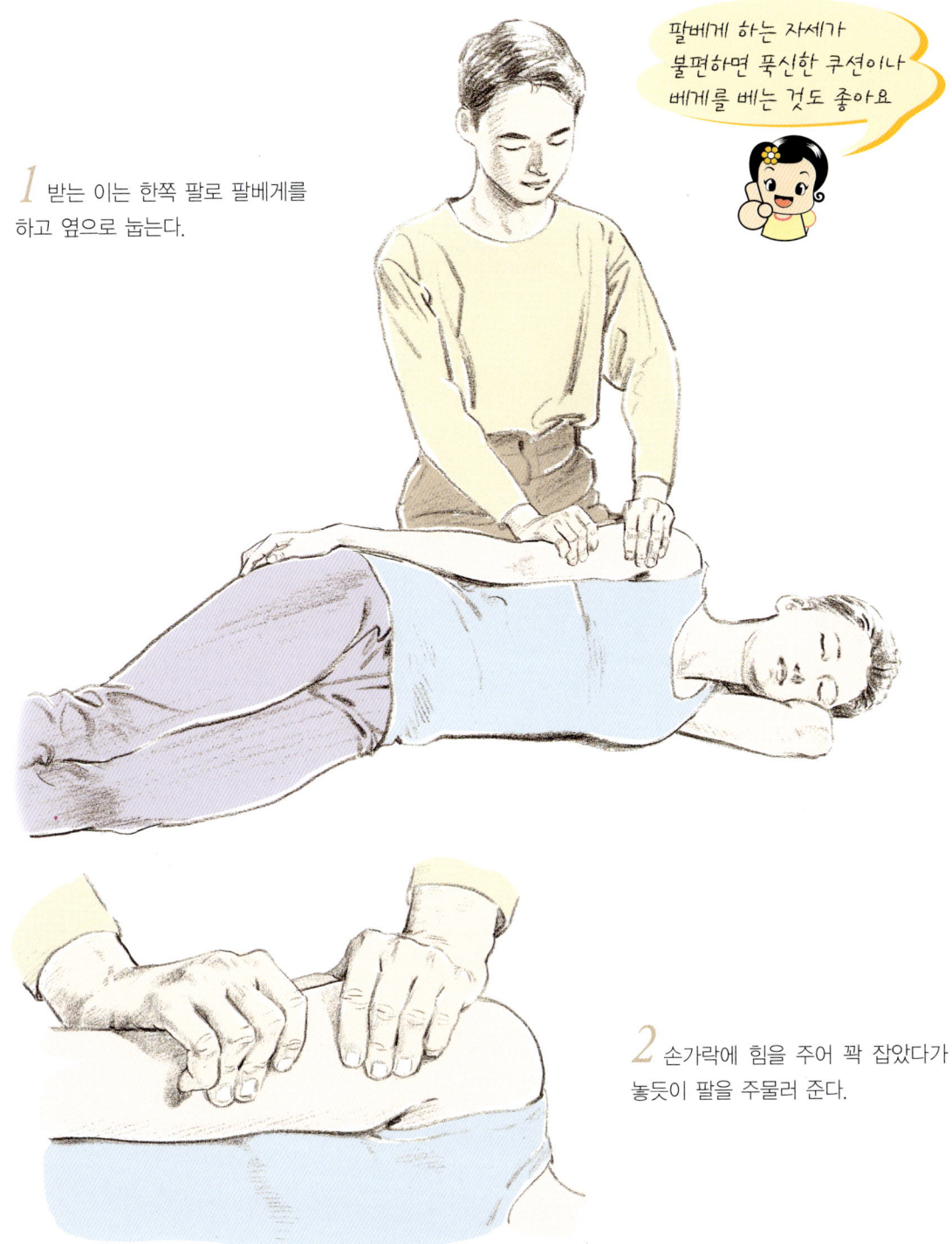

팔베게 하는 자세가 불편하면 푹신한 쿠션이나 베게를 베는 것도 좋아요

1 받는 이는 한쪽 팔로 팔베게를 하고 옆으로 눕는다.

2 손가락에 힘을 주어 꽉 잡았다가 놓듯이 팔을 주물러 준다.

3 근육이 뭉친 곳은 손을 움푹하게 해서 두드려 준다.

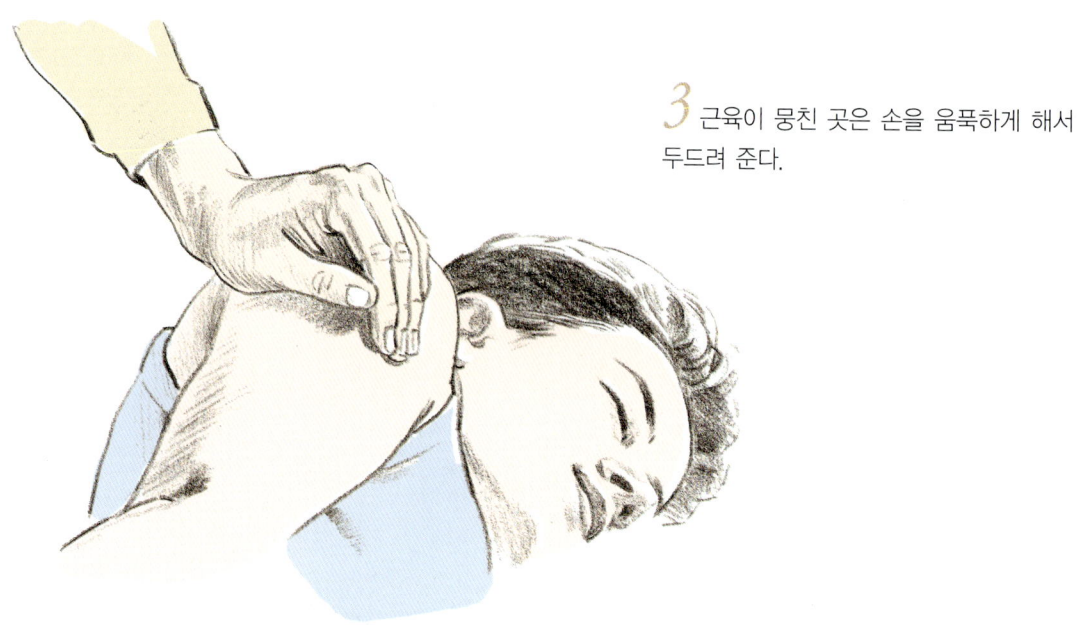

4 손바닥과 손바닥 사이에 팔을 끼워 빠른 속도로 흔들어 풀어 준다.

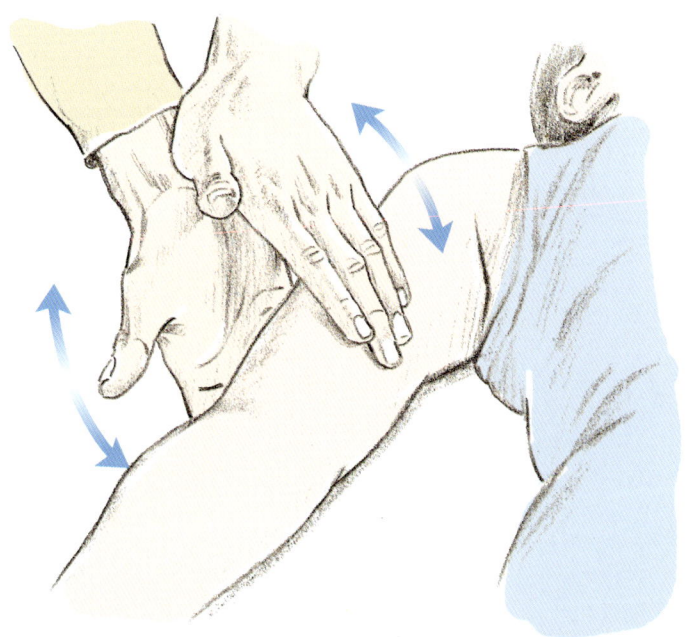

2. 팔 당기기

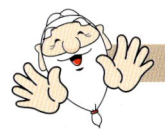
만질 때
당겨 주기

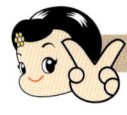
효과
가슴통증, 어깨통증, 오십견에 효과가 있다.

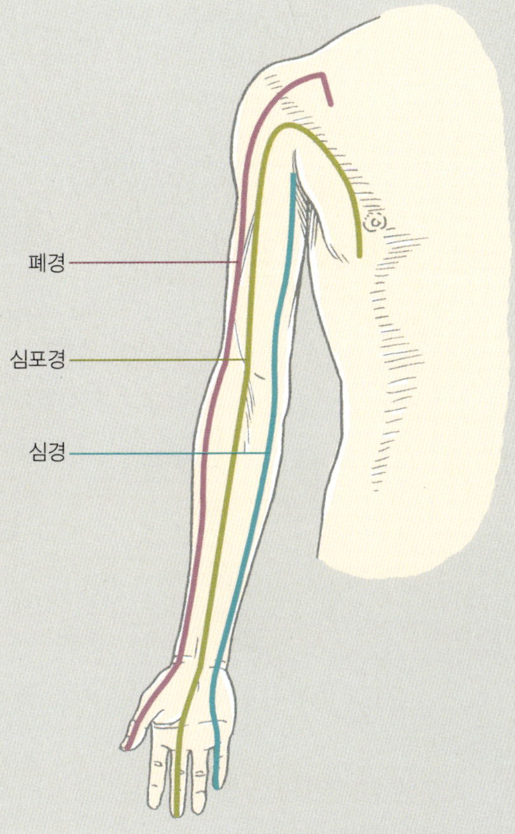

폐경

심포경

심경

팔 안쪽에 흐르는 경락

1 받는 이는 천장을 보고 똑바로 눕는다. 하는 이는 받는 이의 머리맡에 무릎을 꿇거나 활공하기 편한 자세를 취한다.

2 받는 이의 양 손목을 잡고 서로의 호흡을 맞추어 서서히 위쪽으로 당기기 시작한다. 바닥에서 위로 60~70도 방향으로 당겨 준다.

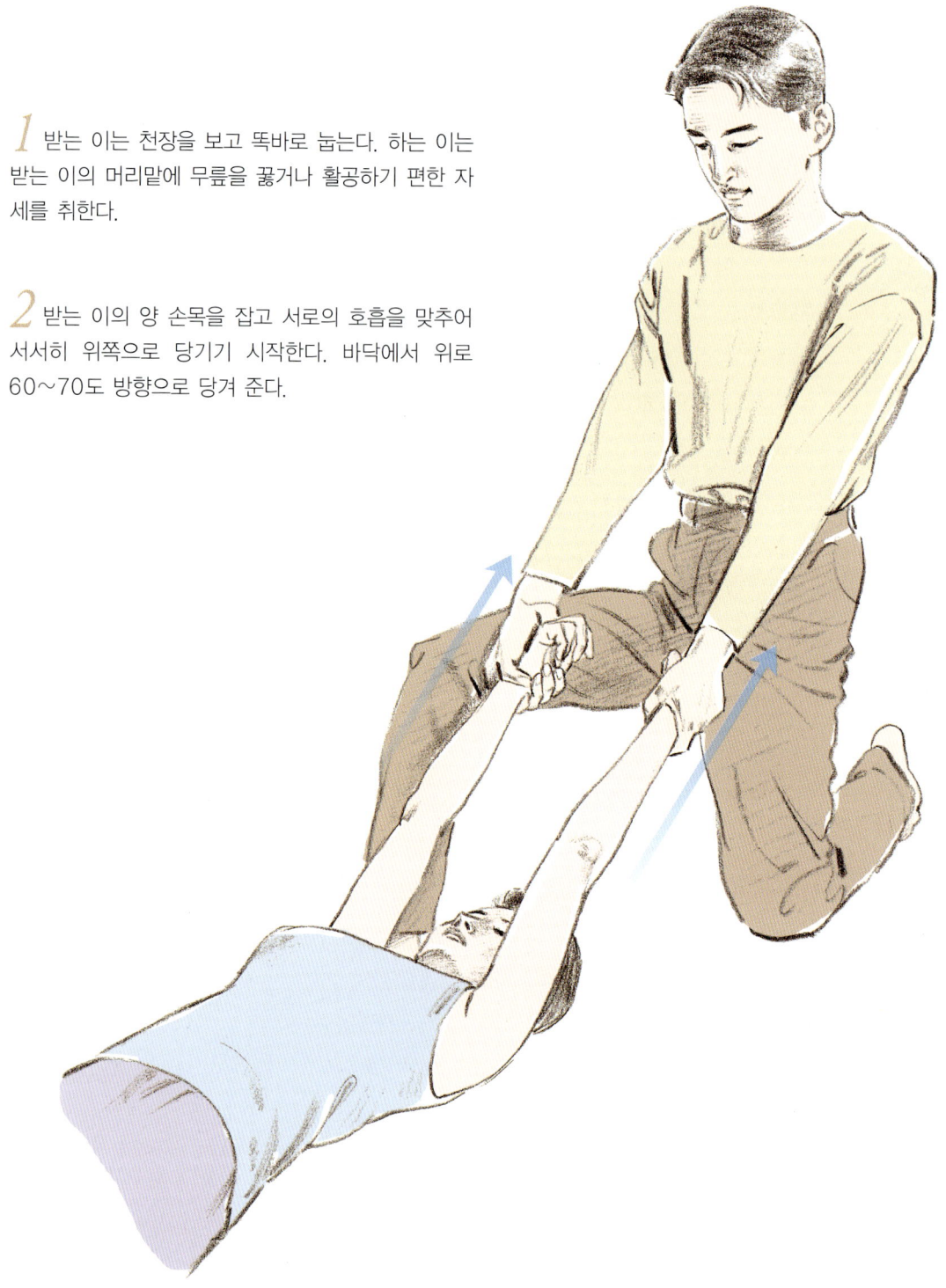

3. 손바닥 활공

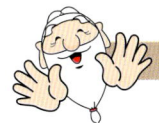
만질 때
엄지손가락으로 누르기, 밀어 주기

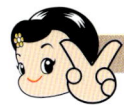
효과
긴장을 풀고 흥분을 가라앉힐 때 좋다. 피로회복을 비롯해 손바닥의 반사구에 해당하는 인체 여러 부위에 효과가 있다.

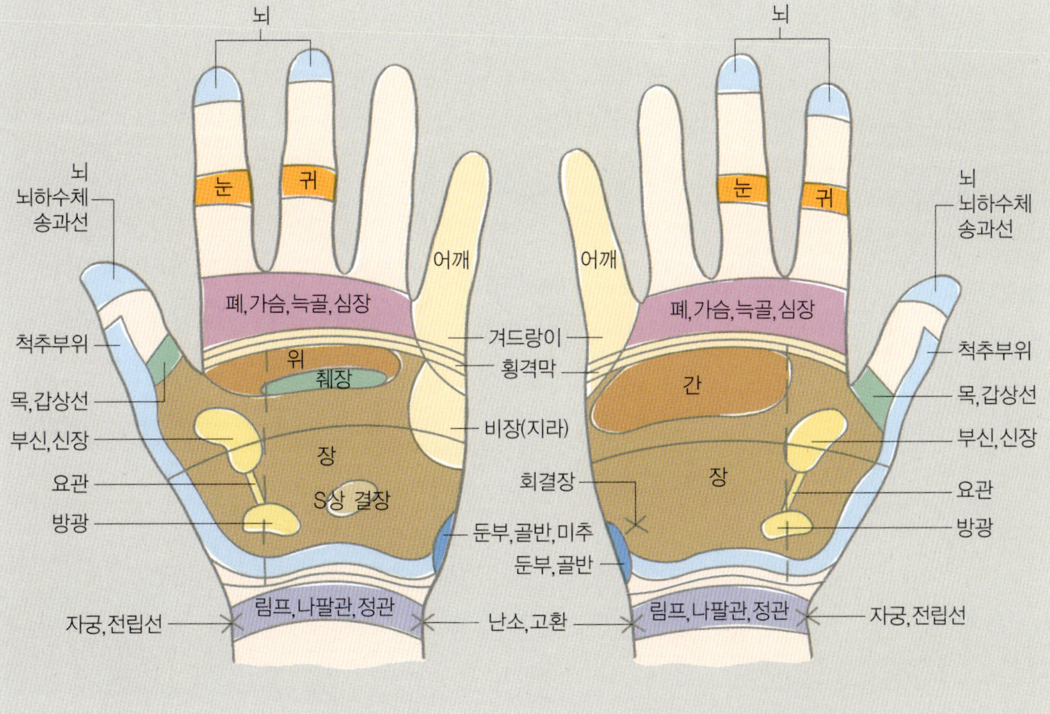

왼쪽 손바닥 반사구   오른쪽 손바닥 반사구

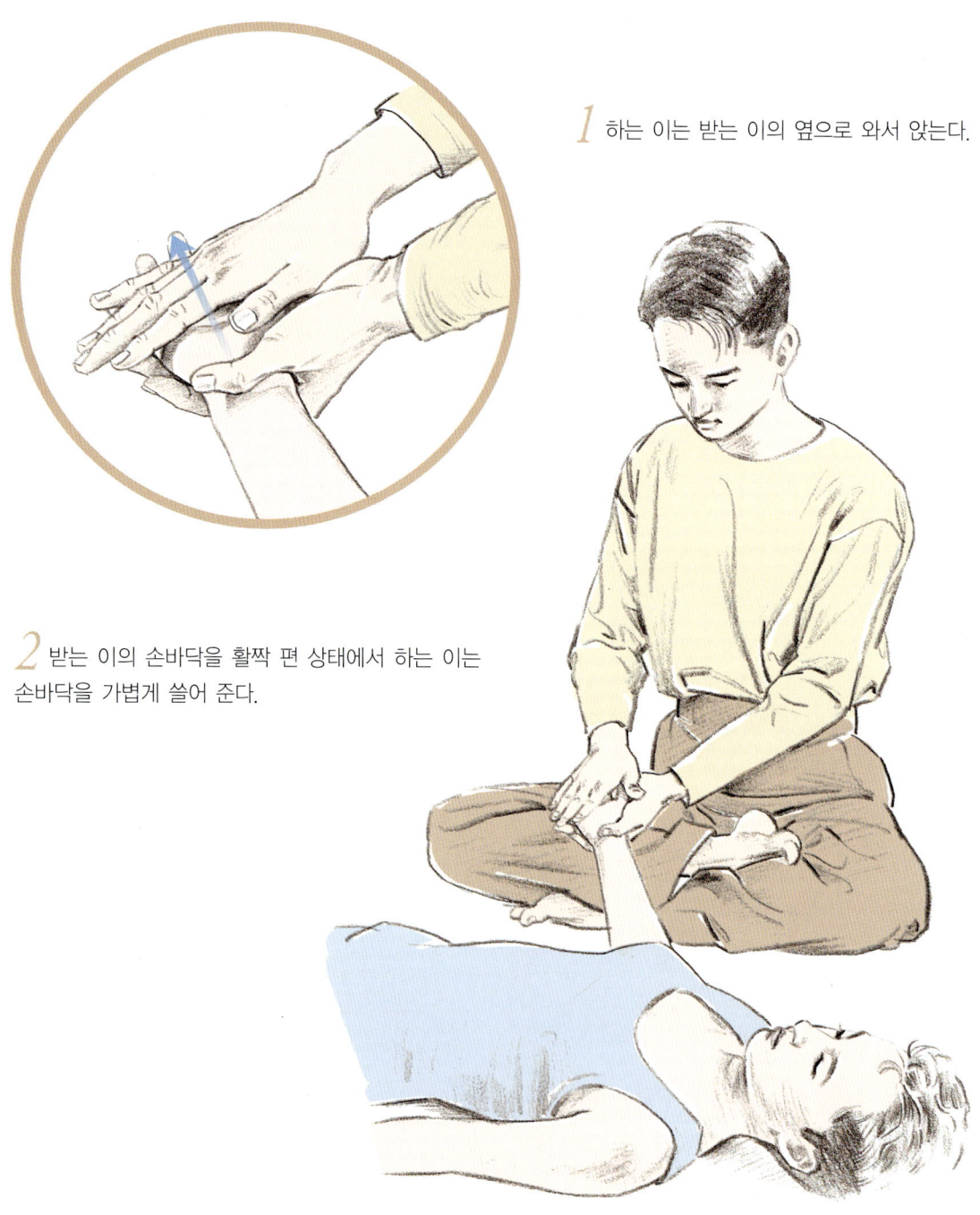

1 하는 이는 받는 이의 옆으로 와서 앉는다.

2 받는 이의 손바닥을 활짝 편 상태에서 하는 이는 손바닥을 가볍게 쓸어 준다.

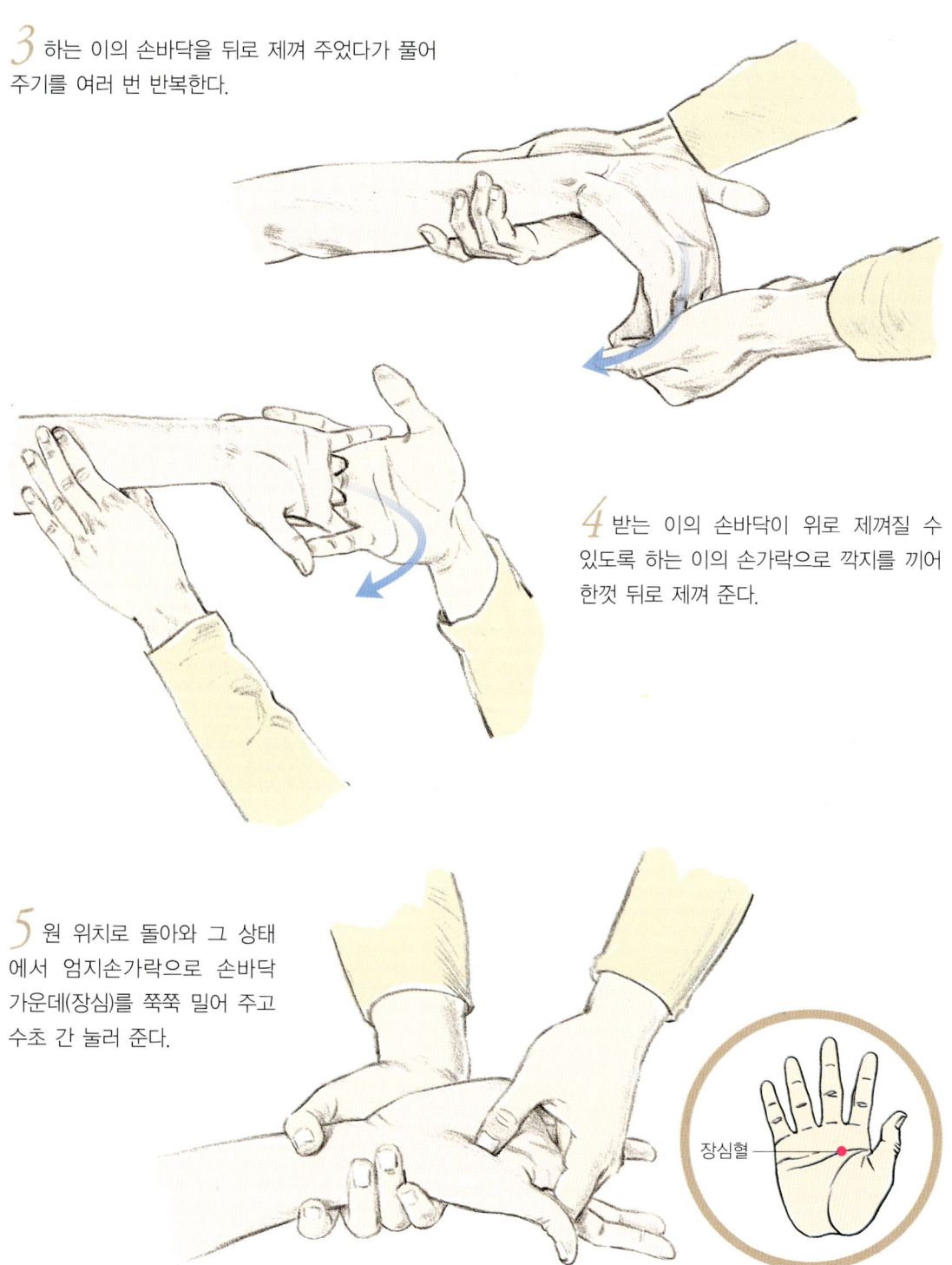

3 하는 이의 손바닥을 뒤로 제껴 주었다가 풀어 주기를 여러 번 반복한다.

4 받는 이의 손바닥이 위로 제껴질 수 있도록 하는 이의 손가락으로 깍지를 끼어 한껏 뒤로 제껴 준다.

5 원 위치로 돌아와 그 상태에서 엄지손가락으로 손바닥 가운데(장심)를 쭉쭉 밀어 주고 수초 간 눌러 준다.

장심혈

6 손 깍지를 풀고 이번에는 받는 이의 엄지 손가락과 새끼손가락을 하는 이의 양 손가락 사이(약지와 새끼손가락)에 끼워 넣는다.

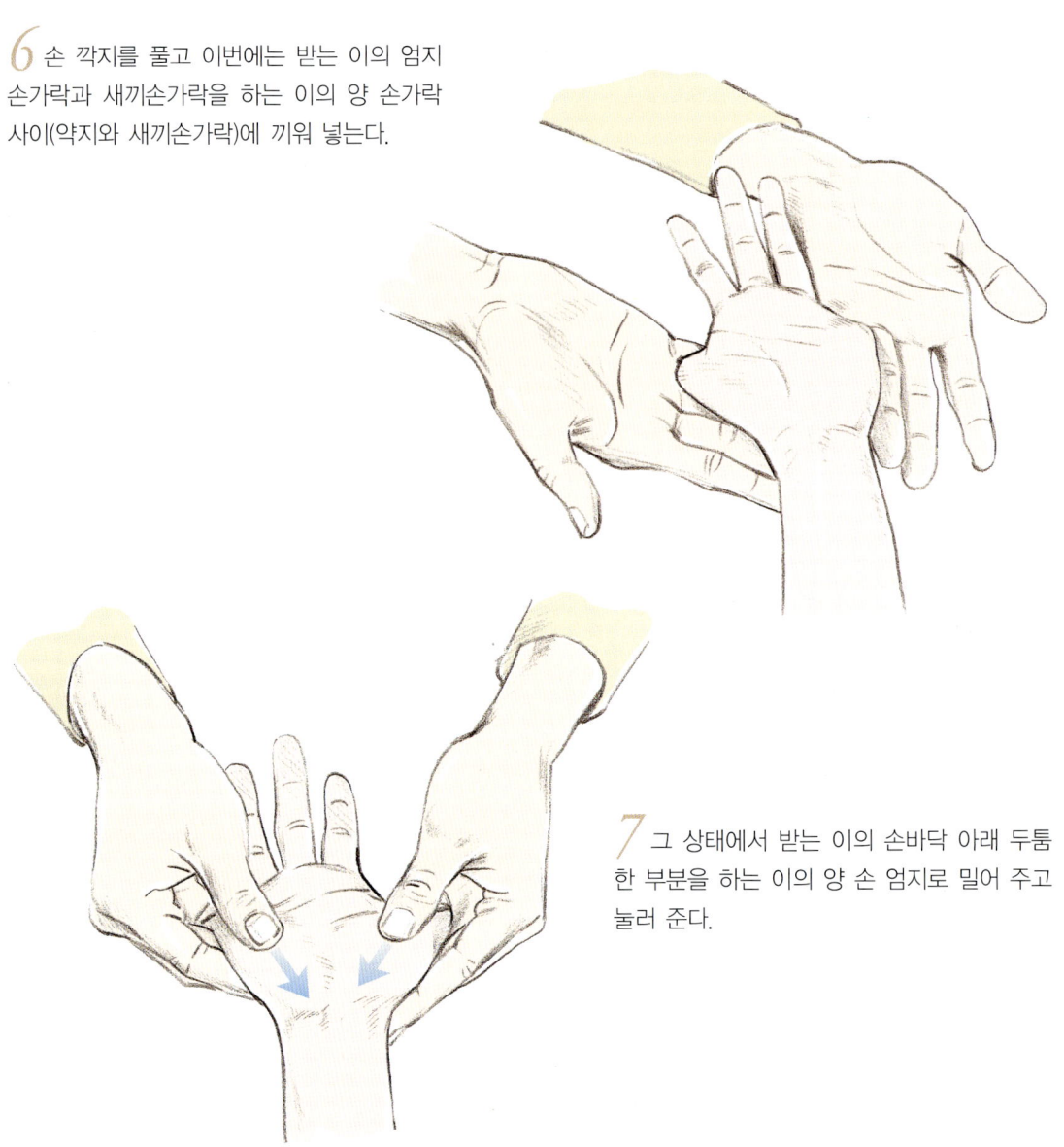

7 그 상태에서 받는 이의 손바닥 아래 두툼한 부분을 하는 이의 양 손 엄지로 밀어 주고 눌러 준다.

지압점을 찾을 때는 어떤 색다른 자극(눌렀을 때 찌릿하거나, 묵직하거나, 뻐근한 아픔이나 쾌감이 오는 느낌)이 전해지면 그 지점을 반복해서 눌러 주면 된다. 누르고 있는 시간은 한 호흡 정도면 된다. 반사점을 찾아 활공하는 방법은 여러 가지가 있으나 일반적으로 엄지손가락이나 손톱 근처로 눌러 준다.

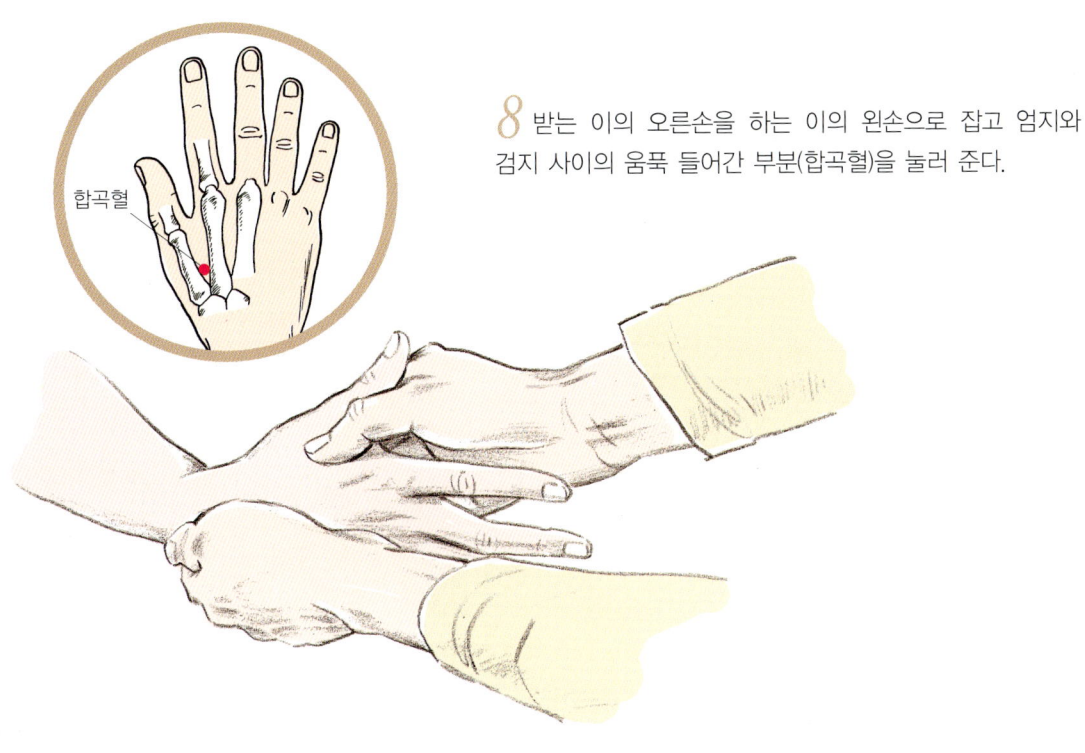

8 받는 이의 오른손을 하는 이의 왼손으로 잡고 엄지와 검지 사이의 움푹 들어간 부분(합곡혈)을 눌러 준다.

합곡혈

9 마지막으로 받는 이의 손가락을 하는 이의 엄지와 검지 또는 검지와 중지로 잡고 툭툭 잡아당겨 준다.

10 손을 바꾸어서도 해 준다.

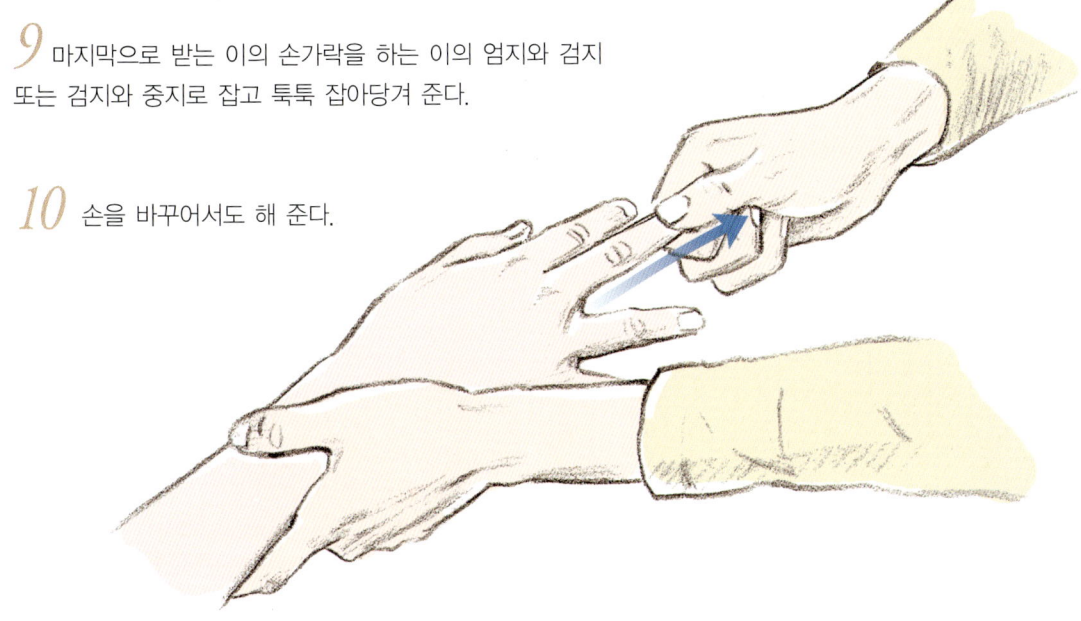

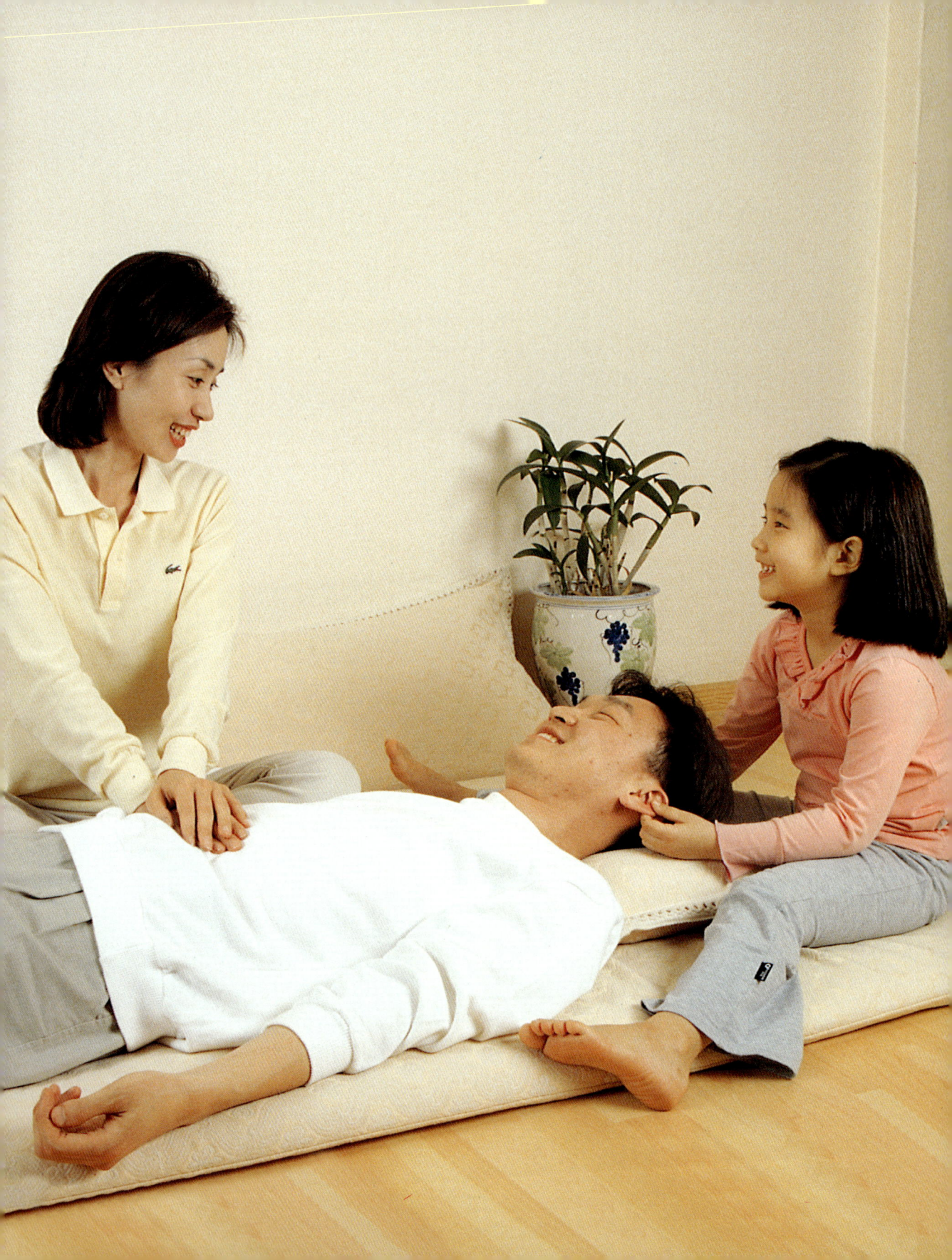

제 9 장

가슴과 배

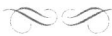

1. 가슴 활공

2. 배 쓸어 주기

3. 장의 뭉침 풀어 주기

4. 배 밀고 당기고 흔들어 주기

5. 허리 떨어뜨리고 붕어흔들기

6. 기운 넣어 주기

가슴에 손을 대면 심장이 뛰는 것을 느낄 수 있다. 몸통 앞부분 중 윗부분은 폐와 심장과 같은 중요한 장기들을 갈비뼈들이 부드럽고도 자연스럽게 감싸고 있다. 심장은 1분에 약 60회 씩 뛰면서 온몸에 피를 보내는 펌프 역할을 한다. 심장은 온몸에 피를 보내 주고 폐는 온몸에 기를 보내 준다. 폐를 싸고 있는 흉곽은 갈비뼈와 그 사이의 근육, 그 아래의 횡격막으로 되어 있다.

아랫부분은 소화기관을 포함한 중요한 장기가 피부와 근육에 쌓여 있다. 음식을 먹으면 입으로부터 시작해서 항문까지 기나긴 여행을 한다. 몸통의 앞면에는 중요한 임맥任脈이 지나가고 있다. 임맥은 머리의 화기를 단전으로 내려 주는 역할을 하여 신장의 수기를 머리로 올려 주는 독맥督脈과 쌍을 이룬다. 생각이 많거나 화가 나는 일이 있으면 가슴의 임맥이 막혀 소화가 되지 않고 얼굴이 화끈거린다.

또한 배꼽 밑에는 하단전이 자리잡고 있다. 흔히 단전이라고 하는데 이곳은 우리 몸의 중심이므로 이곳을 잘 활공하면 몸의 기능이 전체적으로 좋아질 수 있다. 배가 아프거나 변비가 생기면 등 쪽에서부터 활공하는 것과 마찬가지로 허리나 등이 아플 때도 복부에서부터 활공을 하는 것이 효과적이다.

몸의 앞부분은 음과 양 중 음의 경락에 해당한다. 따라서 아주 부드럽고 섬세하게 활공하는 것이 좋다. 하는 이와 받는 이는 호흡을 일치시키고 하는 이는 받는 이의 표정을 잘 관찰한다. 특히 단전을 활공할 때는 기운을 준다는 마음으로 하는 것이 가장 중요하다. 가슴과 배를 활공할 때는 하는 이가 충분히 마음을 가라앉히고 평화롭고 고요한 상태여야 한다.

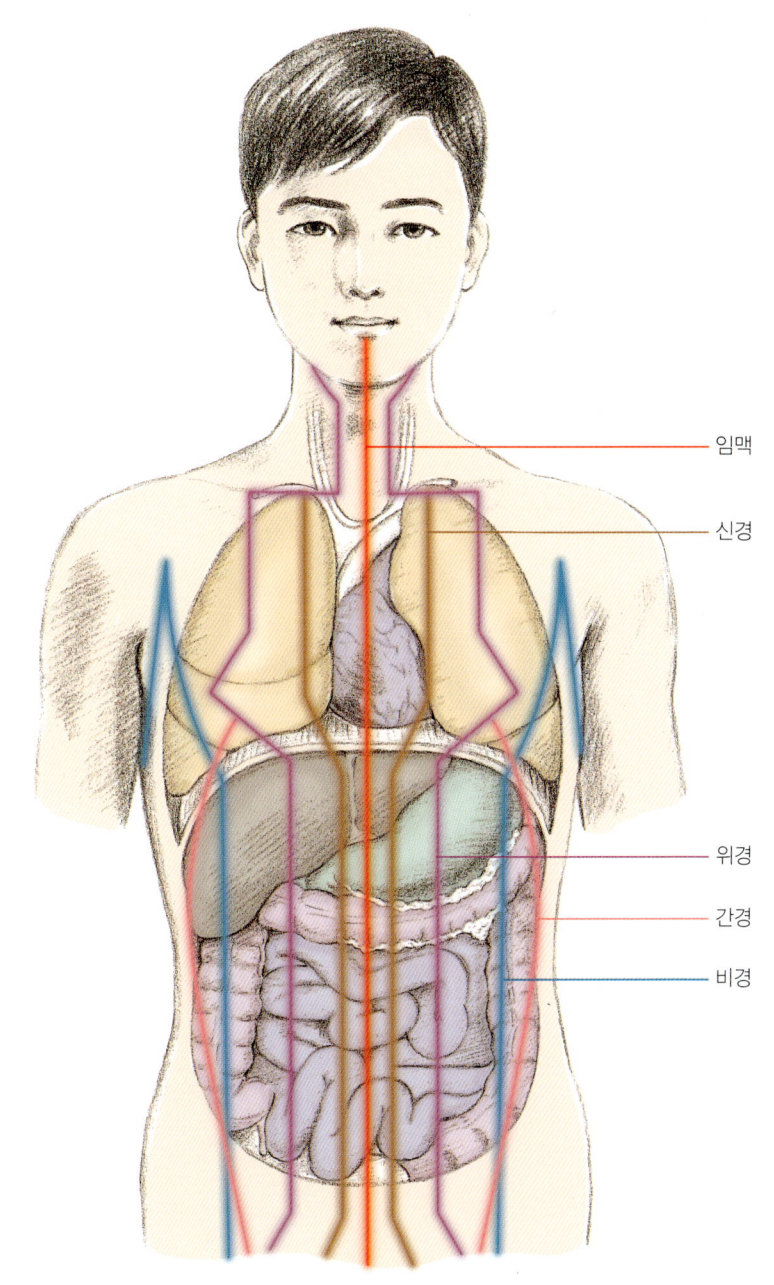

몸 앞부분에 흐르는 경락과 장기의 위치

1. 가슴 활공

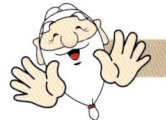 **만질 때**
엄지손가락으로 누르기, 손바닥으로 누르기

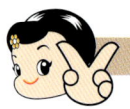 **효과**
불안, 초조, 우울증, 소화불량, 위장장애, 두통, 기관지염, 가슴통증

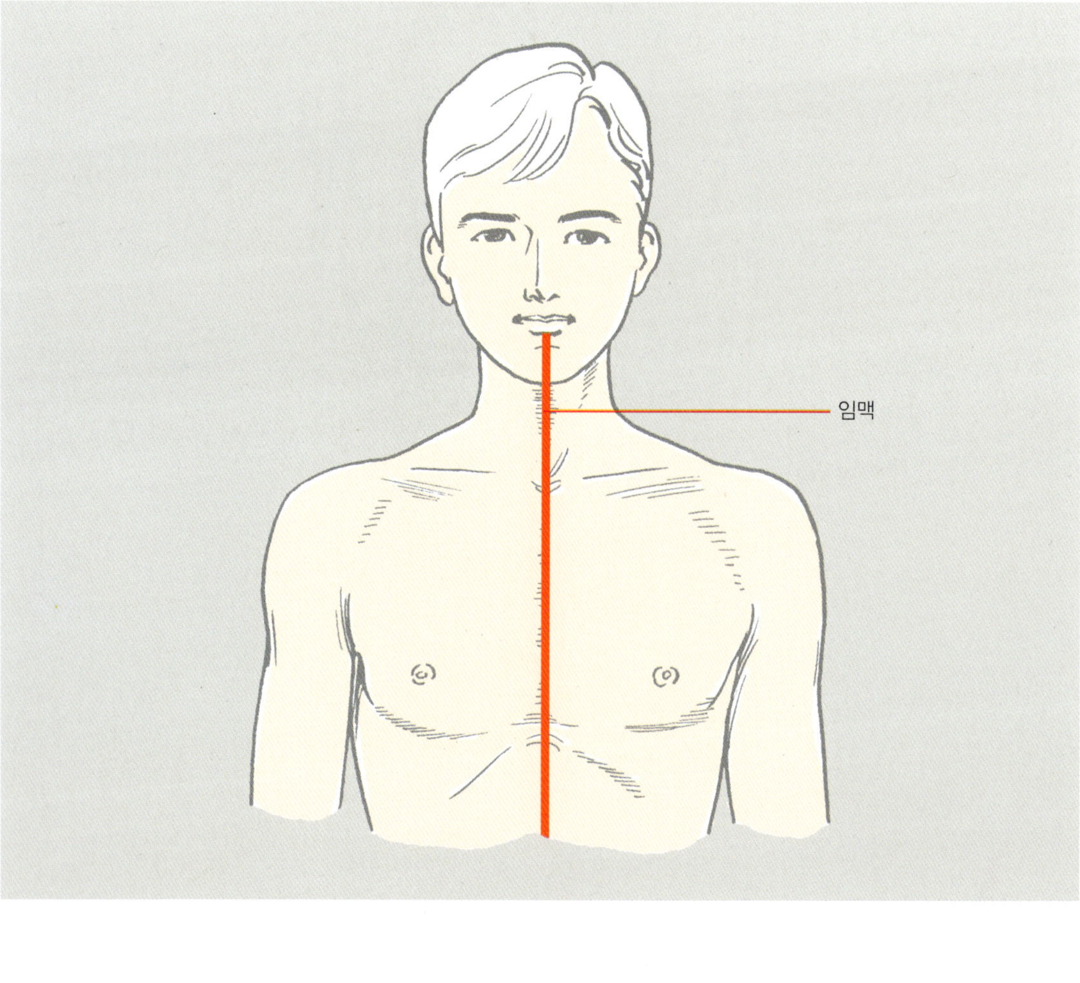

임맥

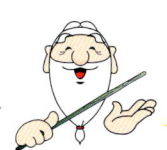

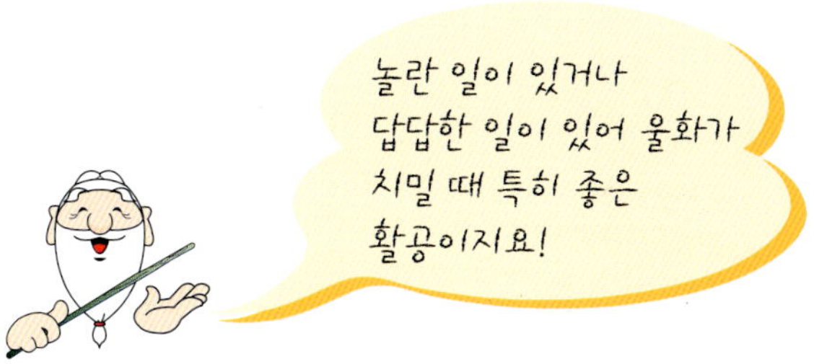

놀란 일이 있거나 답답한 일이 있어 울화가 치밀 때 특히 좋은 활공이지요!

1 받는 이는 천장을 향해 바로 눕고 하는 이는 받는 이의 옆으로 가서 앉는다.

2 먼저 받는 이의 가슴에 손을 대고 호흡을 일치시킨다.

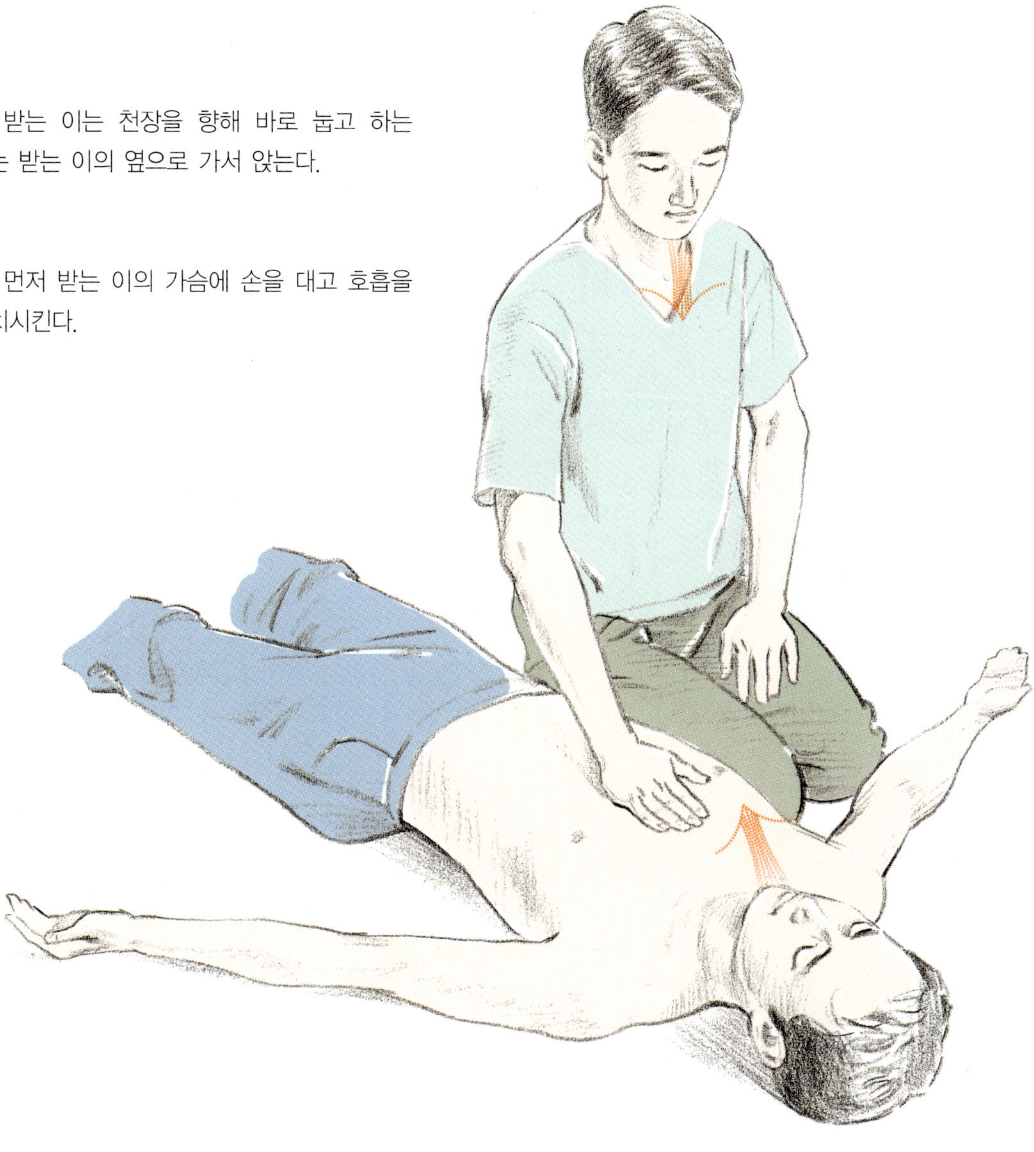

가슴 활공 27

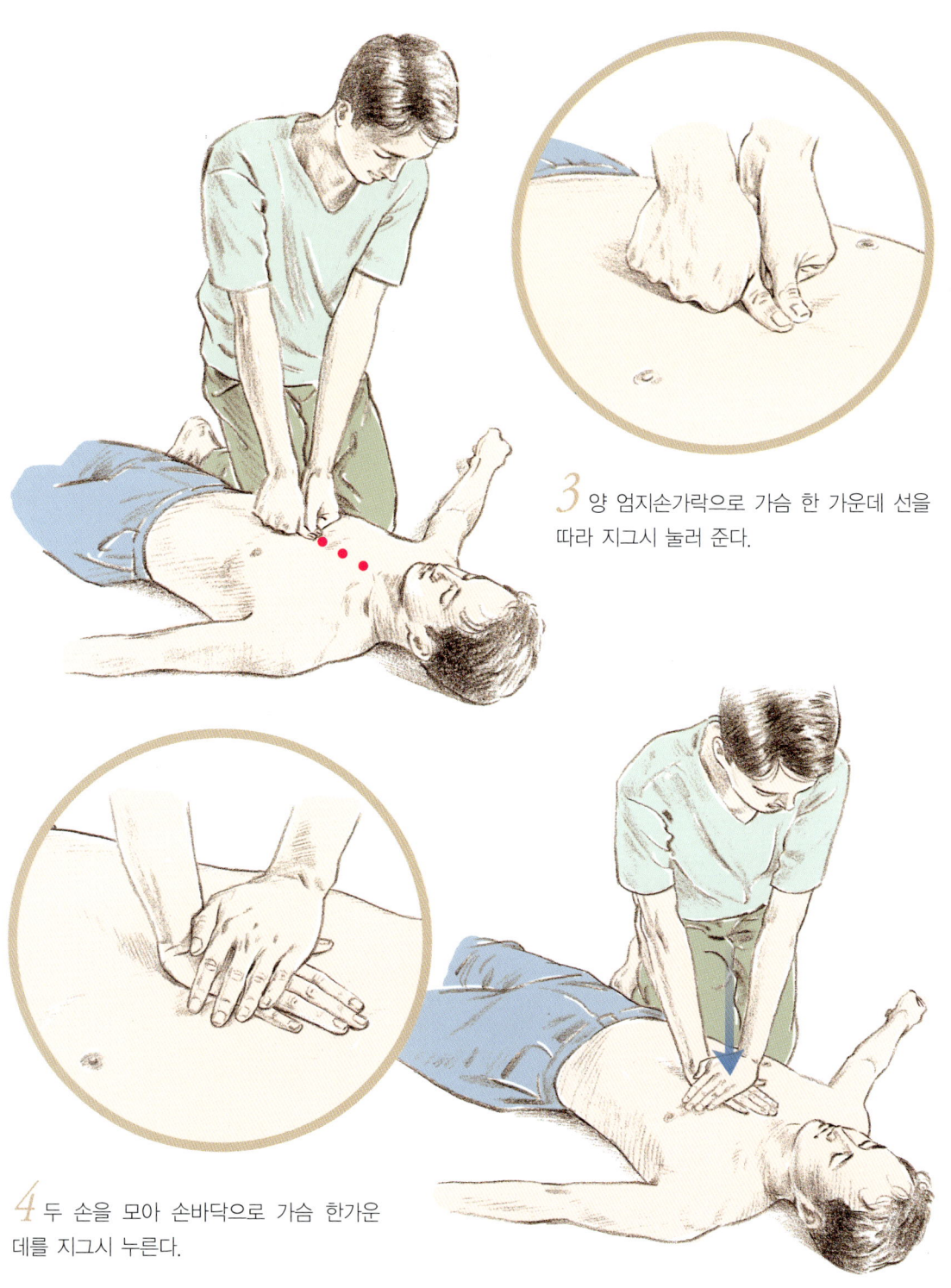

3 양 엄지손가락으로 가슴 한 가운데 선을 따라 지그시 눌러 준다.

4 두 손을 모아 손바닥으로 가슴 한가운데를 지그시 누른다.

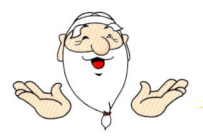

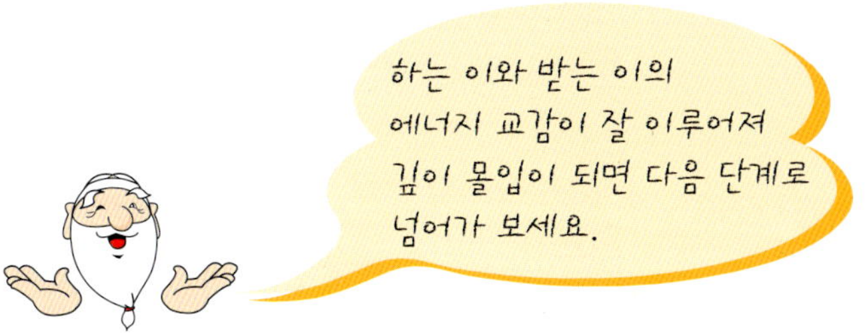

> 하는 이와 받는 이의 에너지 교감이 잘 이루어져 깊이 몰입이 되면 다음 단계로 넘어가 보세요.

1 하는 이는 가슴에 손을 대고 받는 이는 입으로 숨을 길게 내쉬며 가슴에서 탁한 기운이 빠져나가는 것을 상상한다.

2 가슴에서 무엇인가 뜨거운 것이 빠져나가는 느낌이 느껴지면 가슴에서 배쪽으로 쓸어 준다.

3 가슴에 손을 대고 맑은 기가 들어간다고 상상한다.

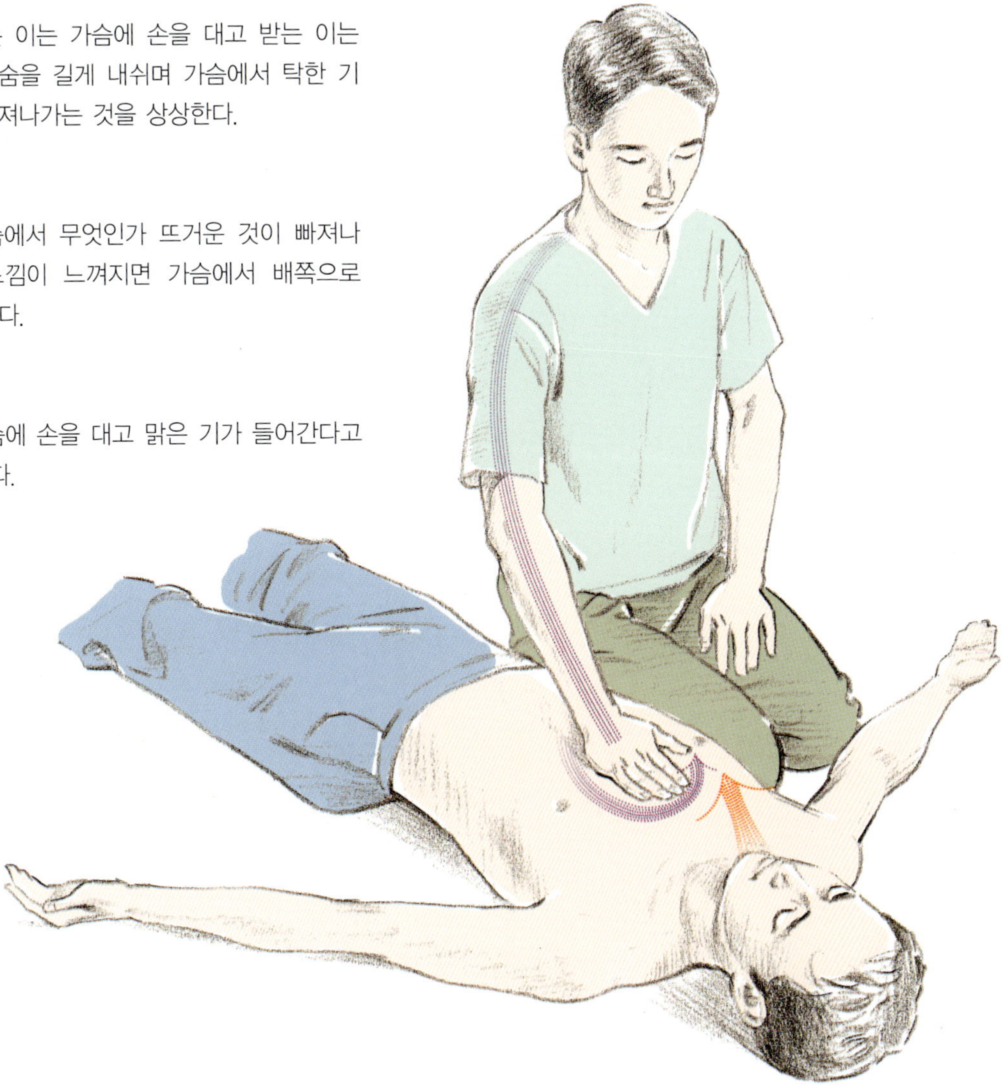

2. 배 쓸어 주기

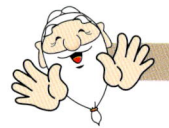
만질 때
쓸어 주기

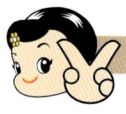
효과
복통, 설사, 변비, 이질, 생리통, 자궁염

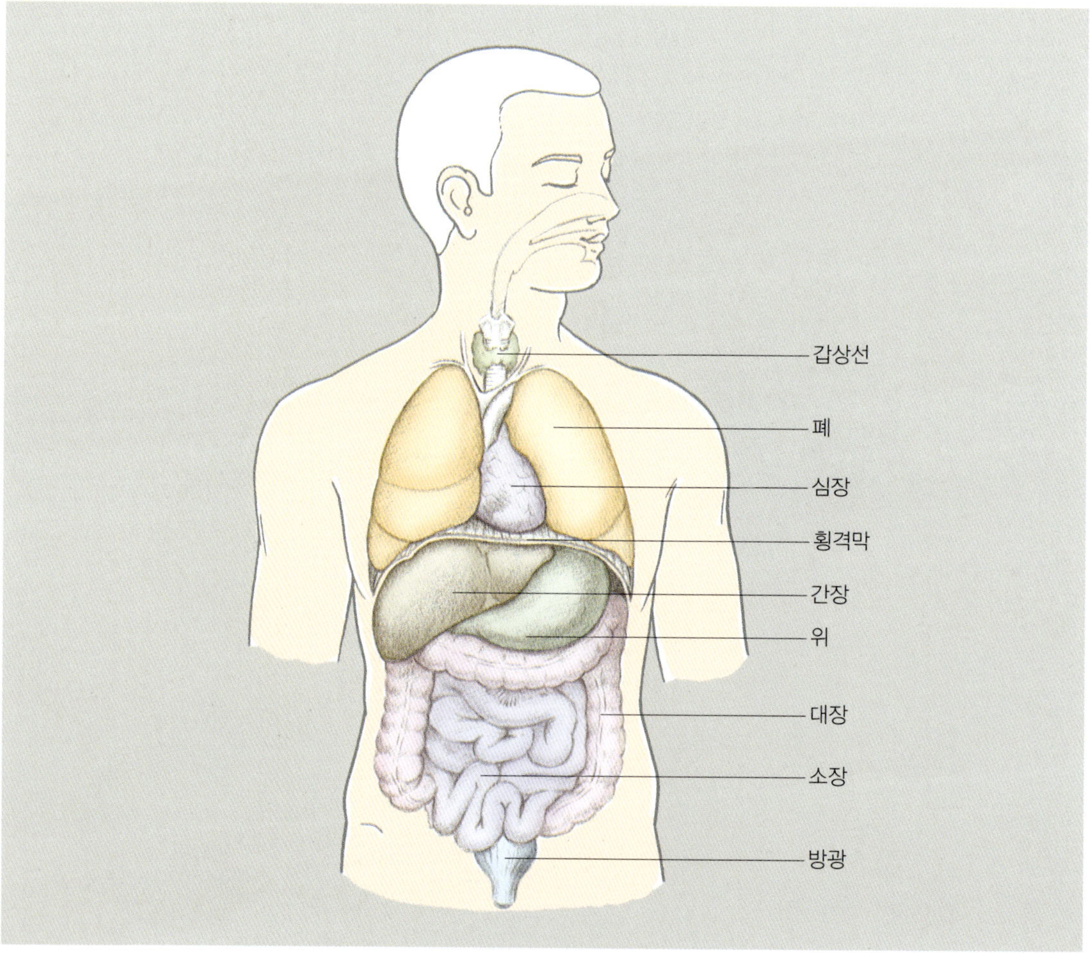

- 갑상선
- 폐
- 심장
- 횡격막
- 간장
- 위
- 대장
- 소장
- 방광

이렇게 가만히 손을 얹고 있는 것만으로도 받는 이가 트림을 하거나 장이 풀리며 배에서 꼬르륵 소리가 나기도 하지요.

1 받는 이의 옆에 앉아 배에 손을 얹고 잠시 호흡을 고른다. 받는 이가 숨을 내쉴 때 함께 내쉬고 숨을 들이마실 때 함께 들이 마신다.

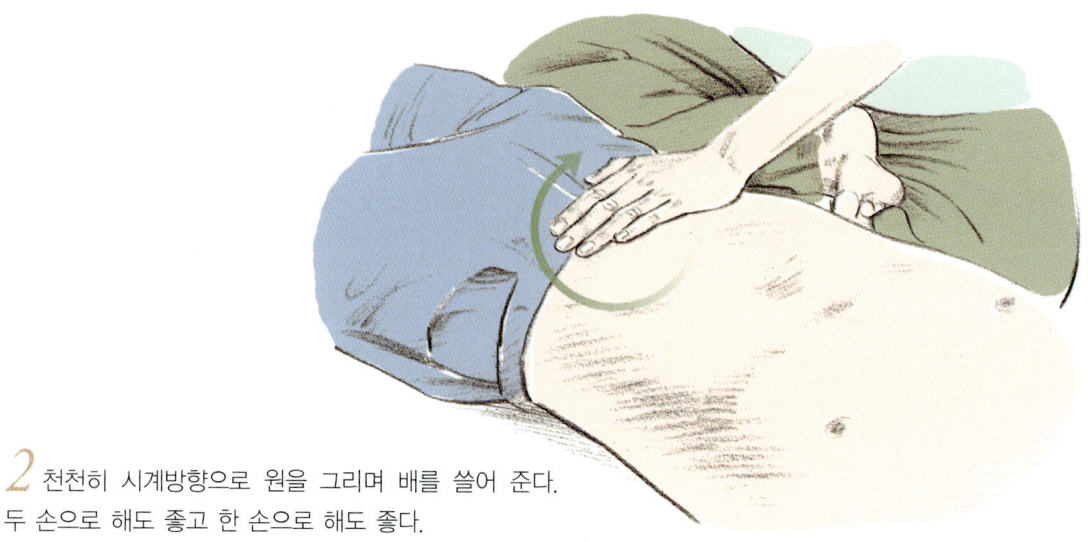

2 천천히 시계방향으로 원을 그리며 배를 쓸어 준다.
두 손으로 해도 좋고 한 손으로 해도 좋다.

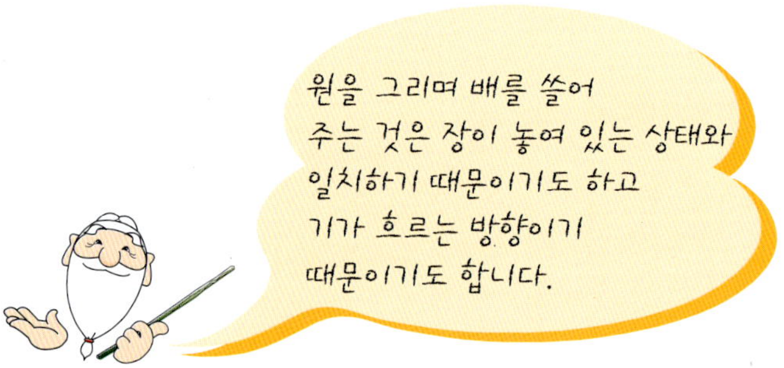

원을 그리며 배를 쓸어 주는 것은 장이 놓여 있는 상태와 일치하기 때문이기도 하고 기가 흐르는 방향이기 때문이기도 합니다.

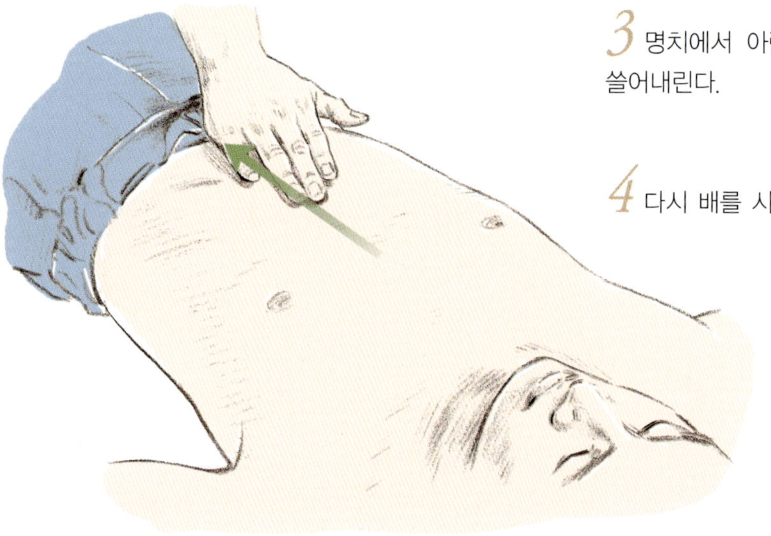

3 명치에서 아랫배까지 지그시 눌러 주면서 쓸어내린다.

4 다시 배를 시계방향으로 쓸어 주고 마친다.

3. 장의 뭉침 풀어 주기

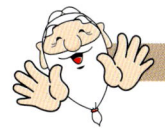 **만질 때**
손가락으로 누르기

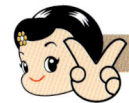 **효과**
구토, 기침, 피로, 혓바늘, 불면증, 수족냉증, 식욕부진, 우울증, 생리불순, 변비, 위궤양, 설사 등에 효과가 있다.

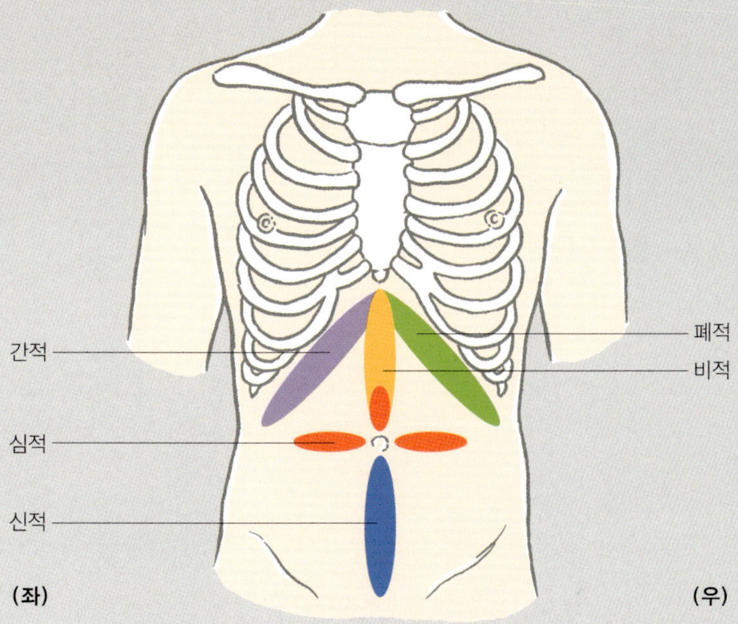

간적
폐적
비적
심적
신적
(좌)　　　　　　　　　　　　　　　(우)

각 장기의 기운이 정체되었을 때 뭉침이 생기는 곳

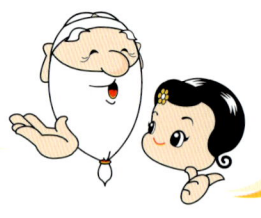

장에 좋지 않은 기들이 쌓이면 딱딱하게 굳어 기가 흐르는 것을 방해하고 몸에 나쁜 영향을 주지요.

배를 만져봤을 때 딱딱하고 차가운 느낌이 드는 곳이 바로 뭉침이 있는 곳이지요.

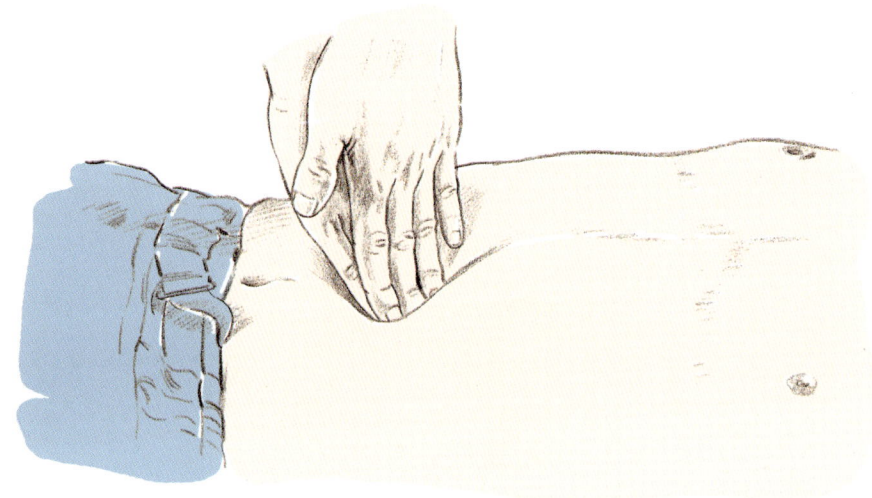

1 받는 이를 천장을 보고 눕게 하고 하는 이는 옆에 가서 앉는다.

2 간의 기운이 정체되어 생기는 뭉침을 푼다. 왼쪽 갈비뼈 밑에 오른손 손가락을 펴서 대고 그 손의 첫째 마디 위에 왼손의 손끝을 댄 후 왼손에 힘을 가해 서서히 누른다.

3 받는 이가 숨을 내쉴 때마다 힘의 세기를 더해서 눌러 준다.

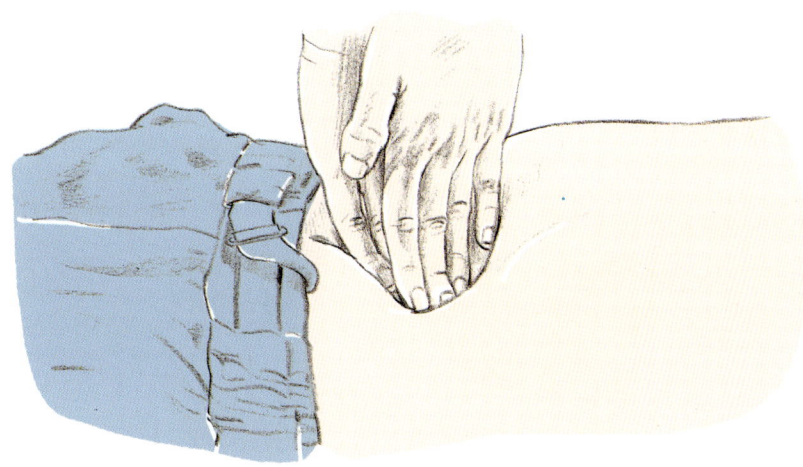

4 심장의 기운이 정체되어 생기는 뭉침을 푼다. 배꼽 바로 위나 배꼽 좌우를 같은 식으로 눌러 풀어 준다.

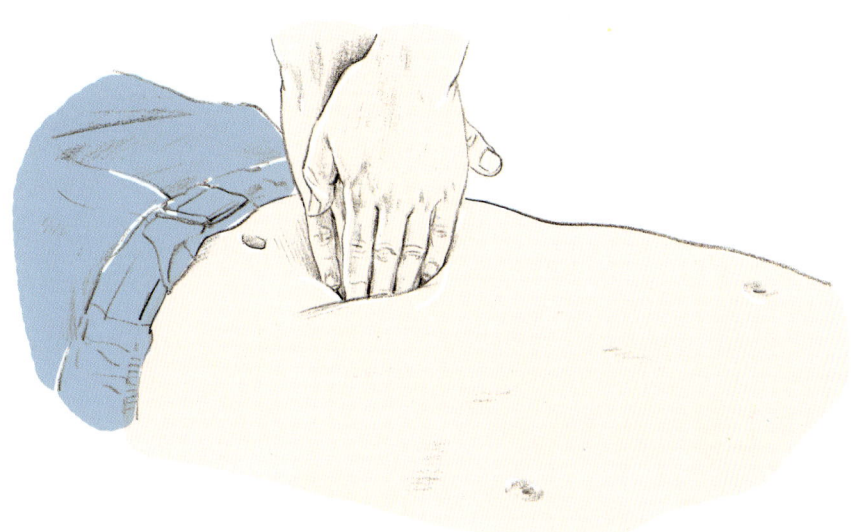

5 비장의 기운이 정체되어 뭉치는 곳은 배꼽과 명치 사이(중완)이다. 이곳을 같은 방식으로 풀어 준다.

6 폐의 기운이 뭉친 곳은 간의 뭉침이 있는 반대쪽인 오른쪽 옆구리이다. 이곳을 같은 방식으로 풀어 준다.

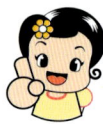

신장의 기운이 정체되어 뭉침이 생기는 곳은 배꼽 아래 부분이지요. 이곳도 같은 방식으로 풀어 줍니다.

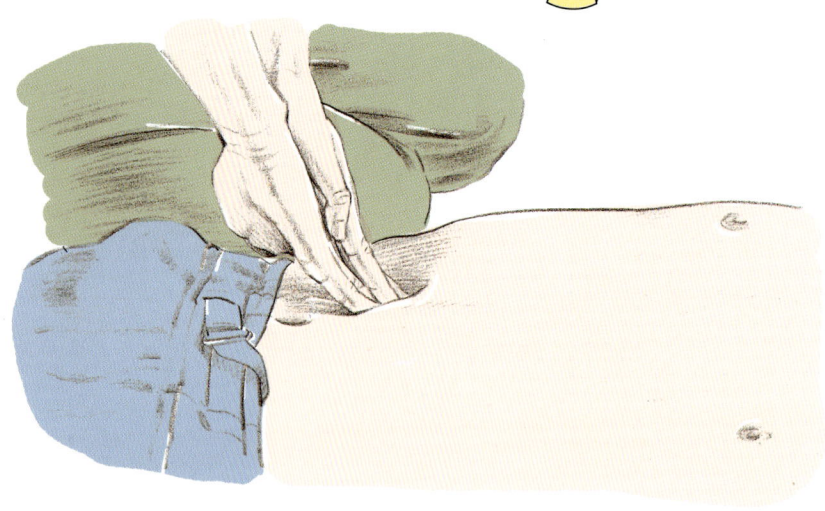

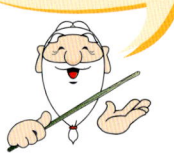

기가 뭉치는 곳이 장기가 있는 위치와 반드시 일치하지는 않습니다!

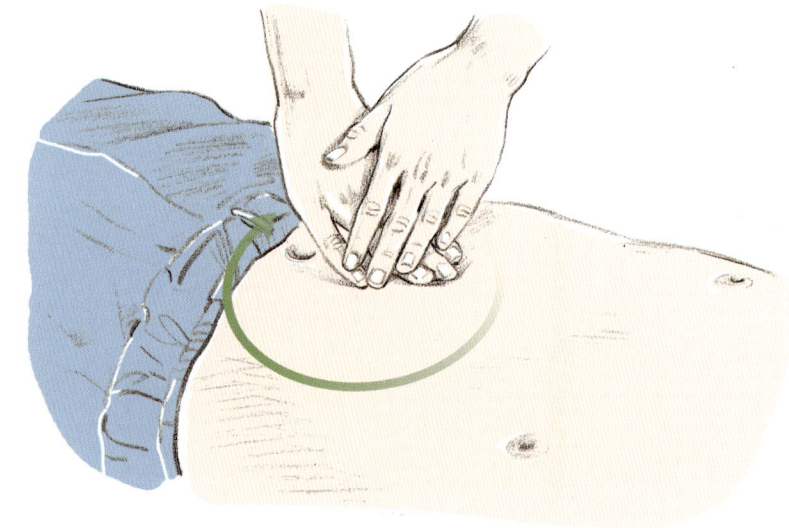

7 다 풀었으면 배를 시계방향으로 쓸어 준다.

4. 배 밀고 당기고 흔들어 주기

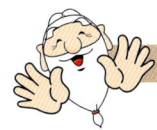
만질 때
손바닥으로 밀어 주기

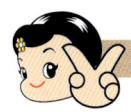
효과
피로회복, 소화불량, 위궤양, 당뇨, 변비, 불면증, 우울증, 생리불순 등에 효과가 있다.

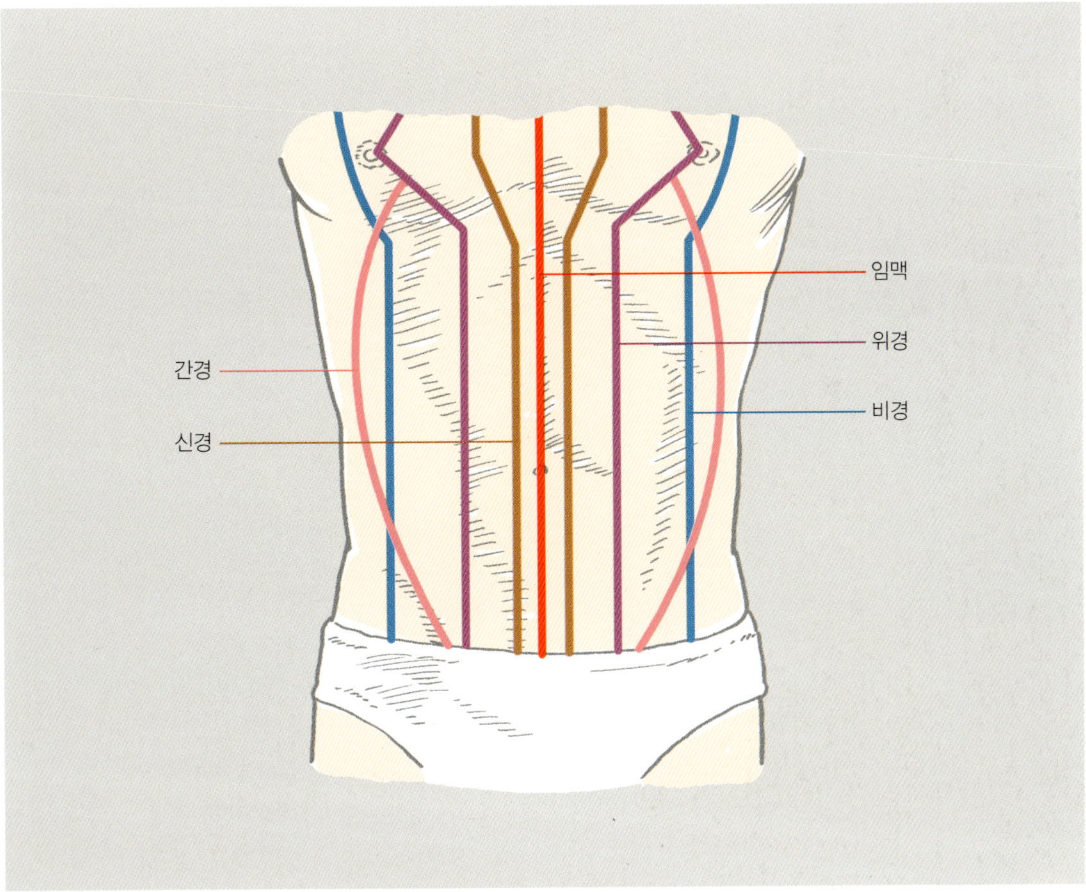

- 간경
- 신경
- 임맥
- 위경
- 비경

1 받는 이의 배에 양손을 나란히 얹는다.

2 받는 이의 표정을 살피면서 양 손바닥을 펴서 서서히 밀고 당기기 시작한다.

3 손바닥 아랫부분을 사용하여 물결이 친다는 느낌으로 서서히 세게 한다. 너무 급하게 하지 않도록 주의한다.

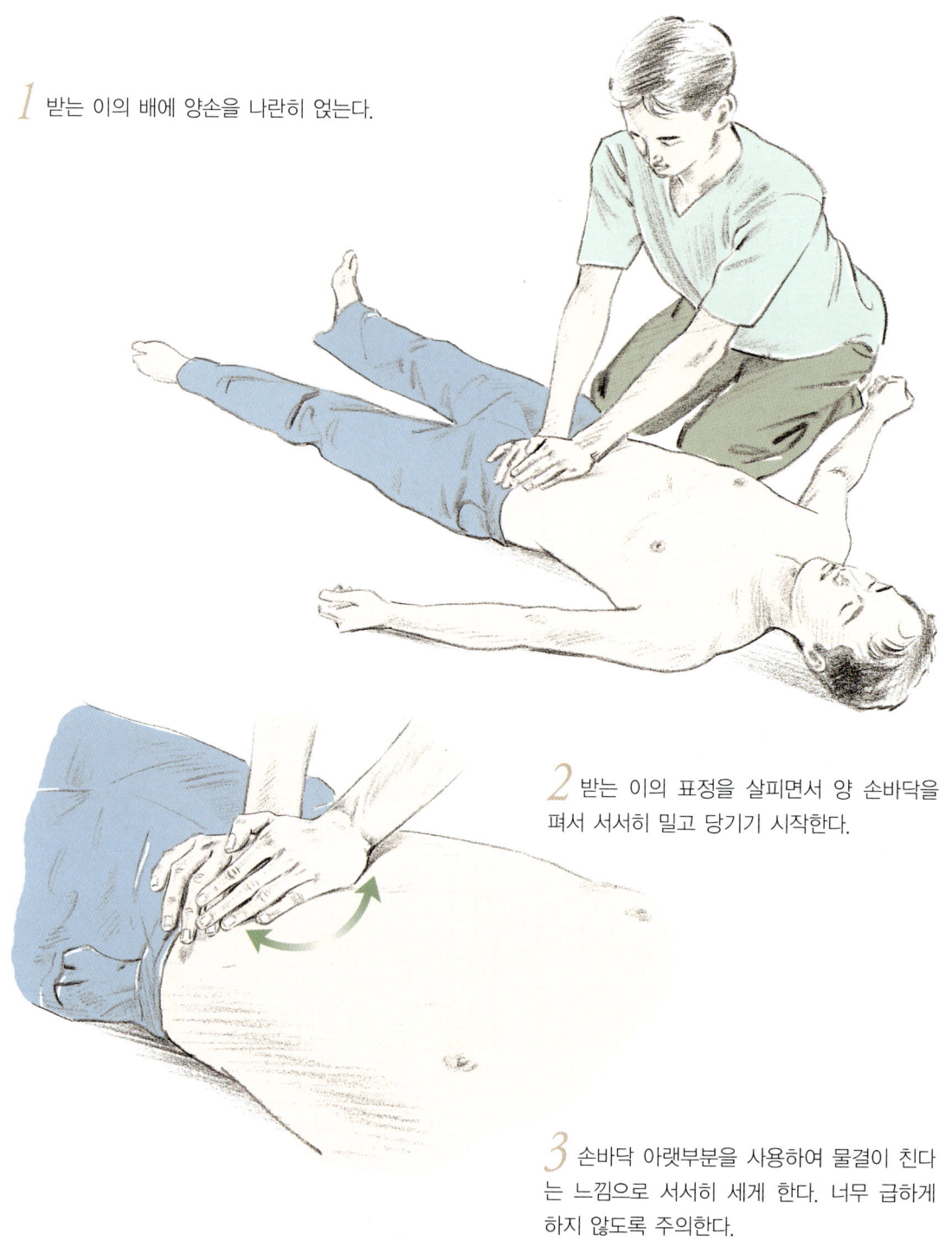

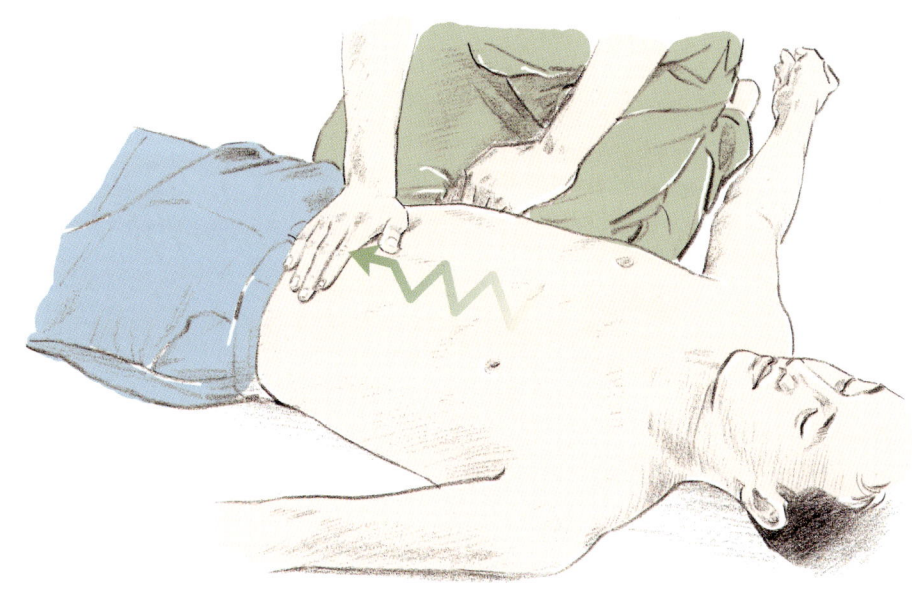

4 한 손으로 명치끝에서 아랫배까지 손에 진동을 주면서 문질러 준다.

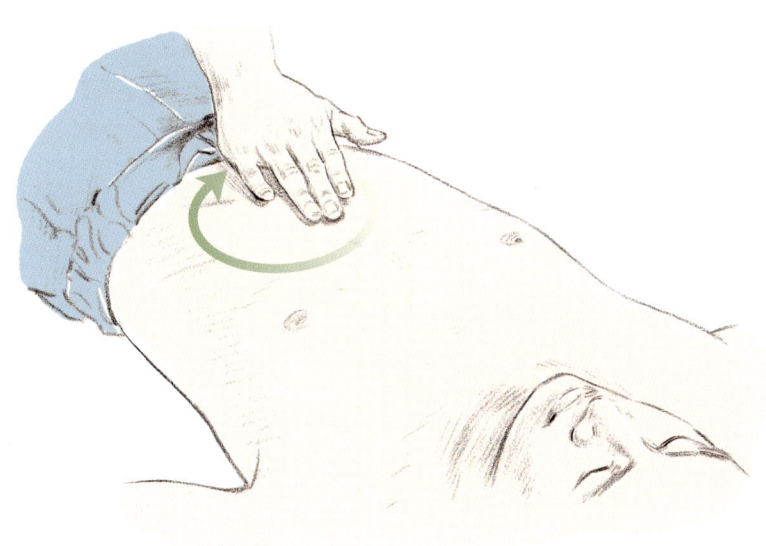

5 마무리 할 때는 배를 시계방향으로 쓸어 주고 마친다.

5. 허리 떨어뜨리고 붕어흔들기

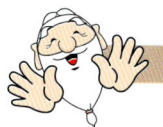
만질 때
양 손으로 들었다 놓기

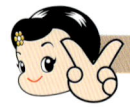
효과
복통, 변비, 피로회복, 소화불량, 초조감, 불안감이 들 때 효과가 있다.

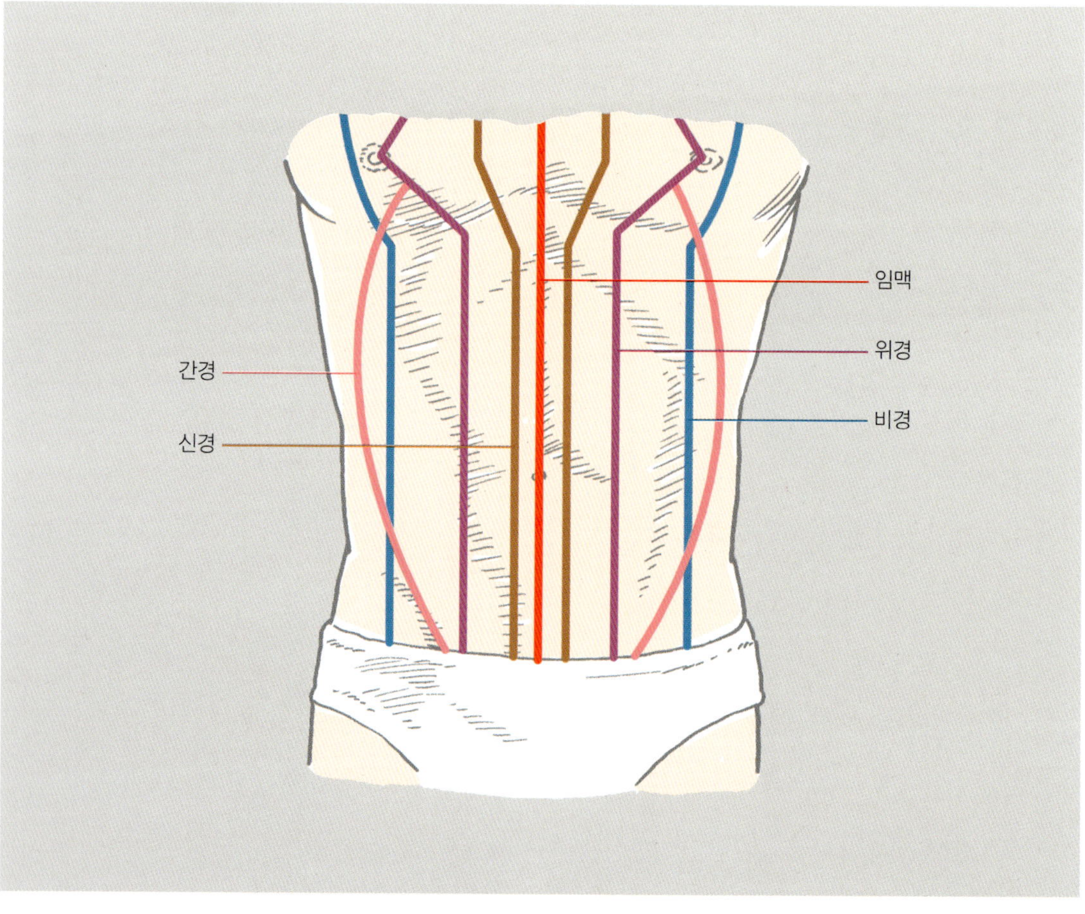

- 임맥
- 위경
- 비경
- 간경
- 신경

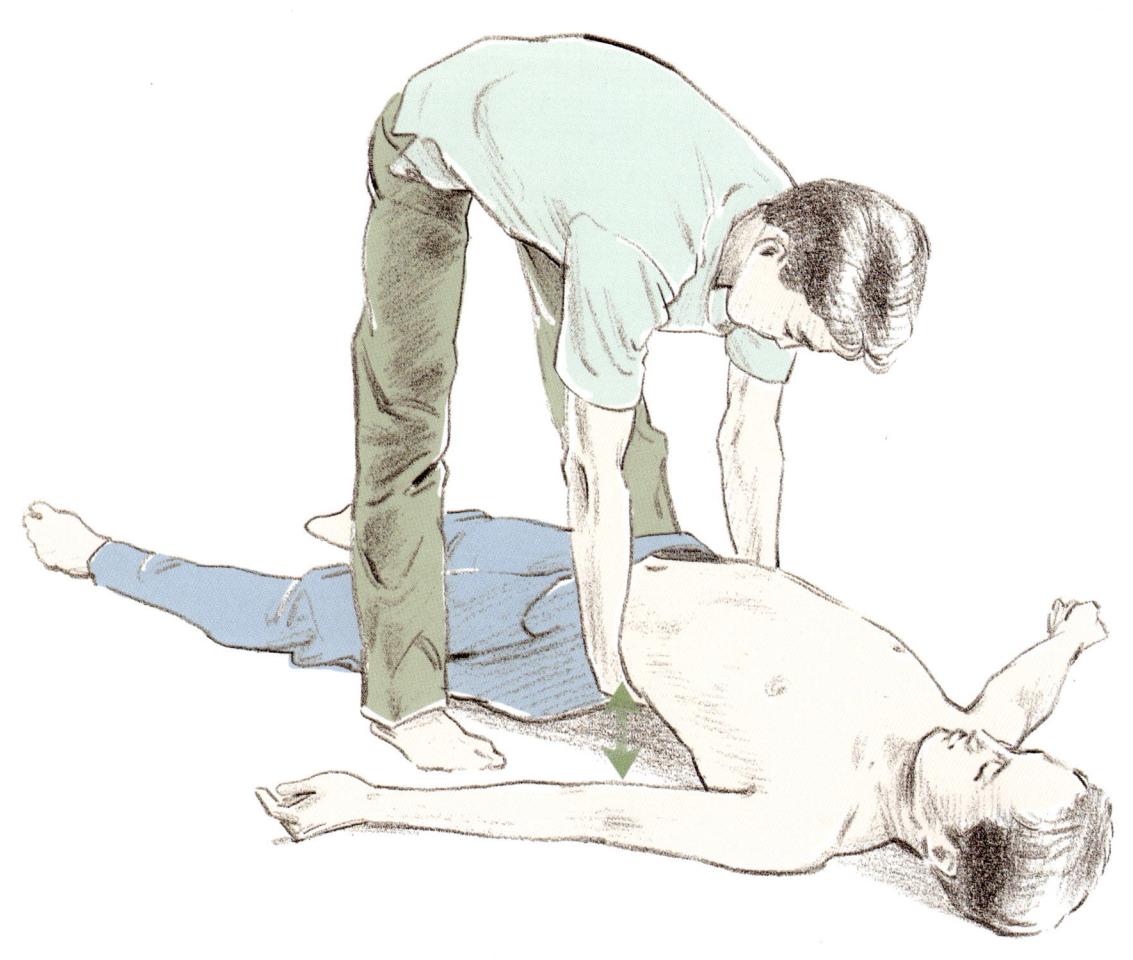

1 받는 이는 바로 눕고 하는 이는 다리를 벌리고 서서 양 손으로 받는 이의 허리를 잡는다.

2 받는 이의 허리를 10~15cm 가량 들었다가 놓기를 5~10회 반복한다.

허리 떨어뜨리고 붕어흔들기

3 받는 이의 발목 부위를 잡고 붕어가 꼬리를 흔들듯이 양옆으로 흔들어 준다.

4 받는 이의 장이 충분히 이완될 때까지 흔들어 준다.

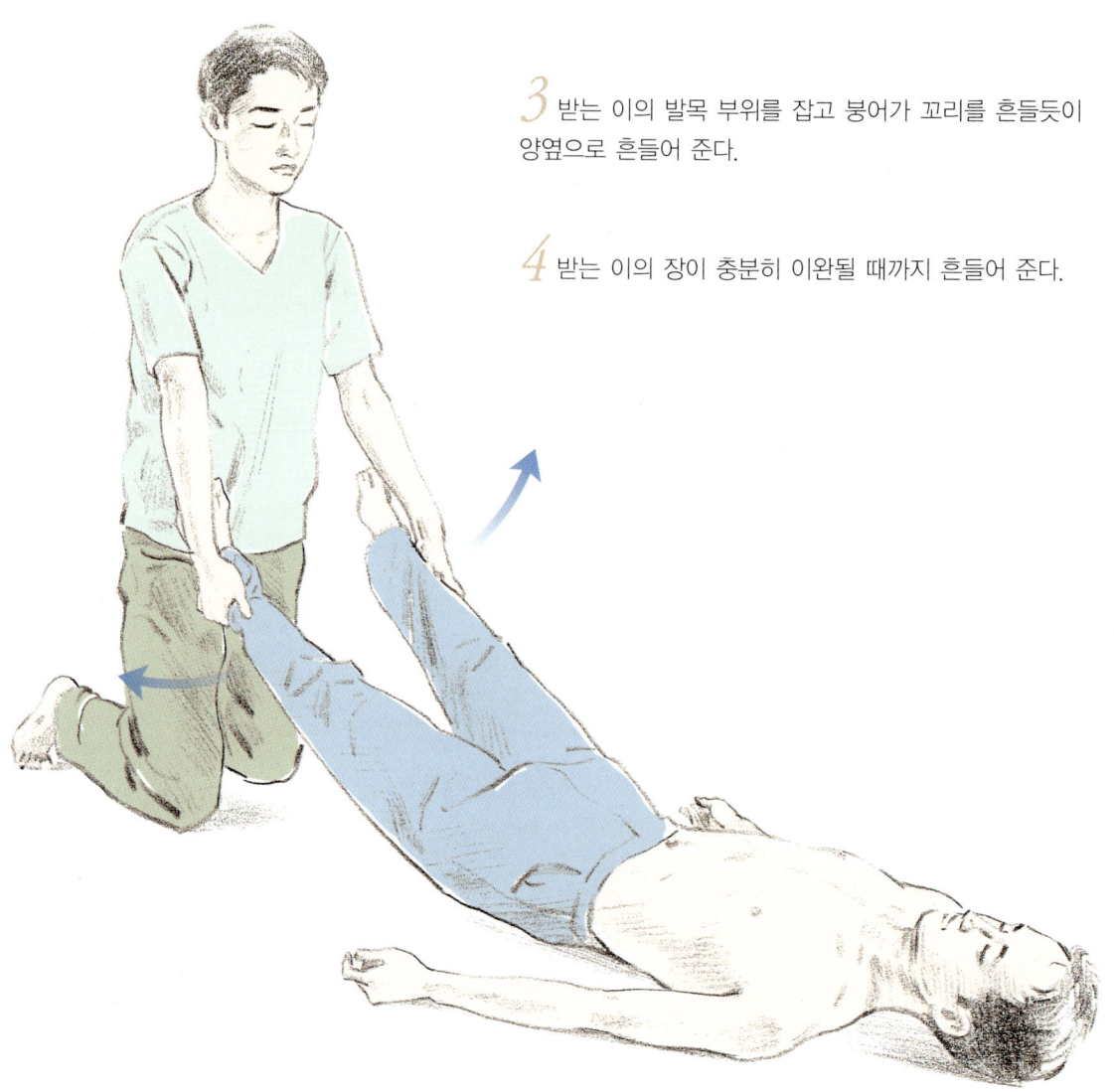

6. 기운 넣어 주기

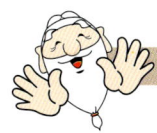
만질 때
손으로 기운 넣기, 손바닥으로 쓸어 주기

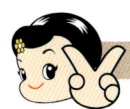
효과
구토, 불안감, 위염, 위궤양, 복통, 위하수, 고혈압, 당뇨, 생리불순

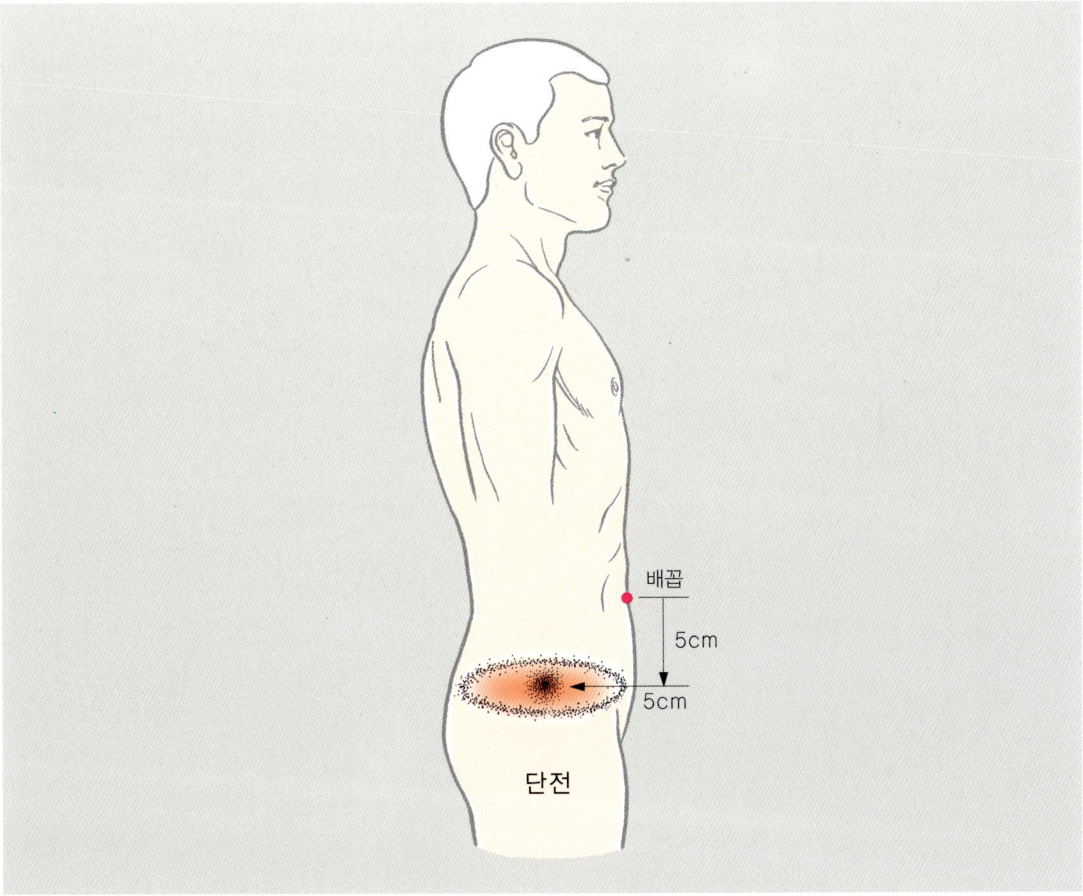

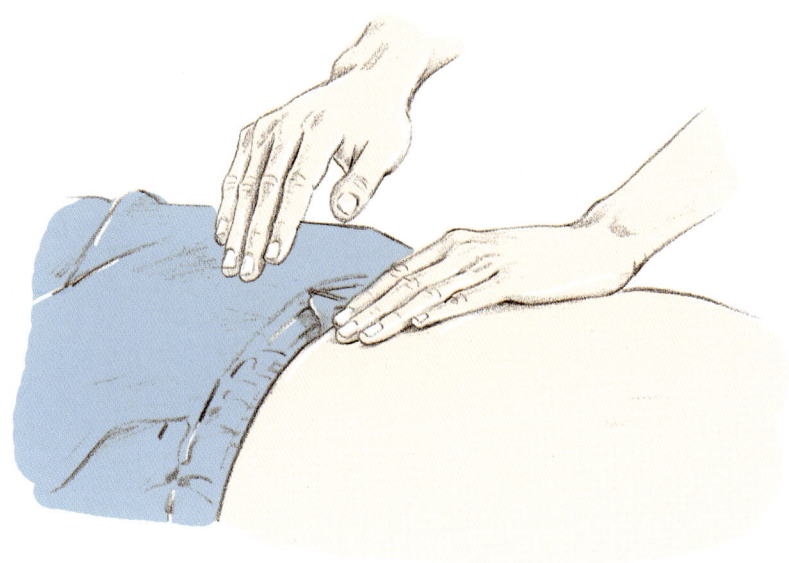

1 받는 이의 옆에 앉아 가볍게 배를 두드려 주고 시계방향으로 쓸어 준다.

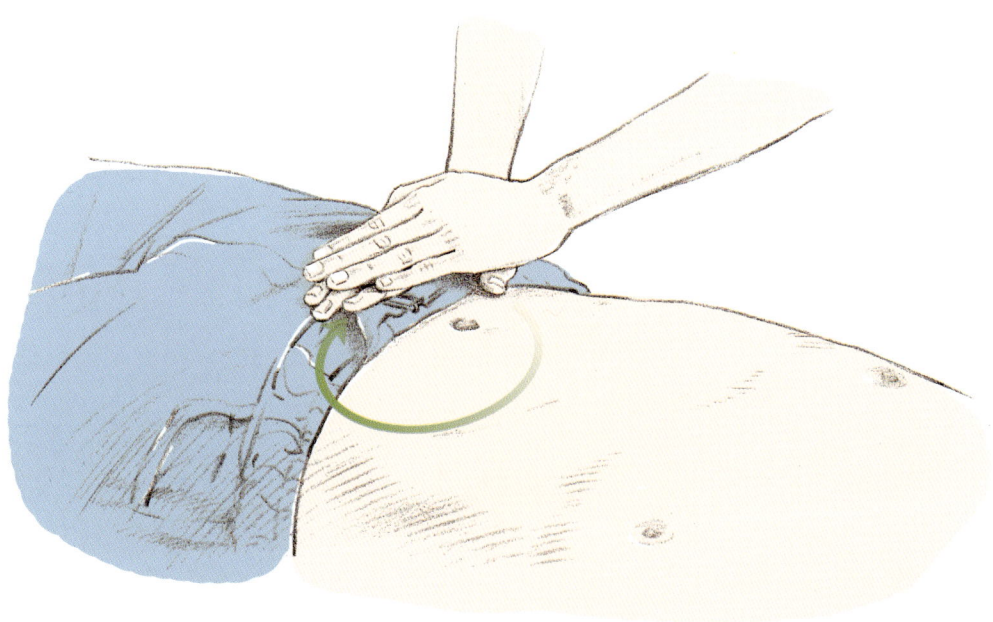

2 한 손을 단전에 올려놓고 한 손은 손바닥이 위를 향하게 하여 들어 올린다.

3 받는 이와 하는 이는 서로의 호흡을 일치시키고 맑은 기가 뱃속으로 들어간다고 상상한다.

4 받는 이에게 '단전이 점점 뜨거워진다'라는 암시를 준다.

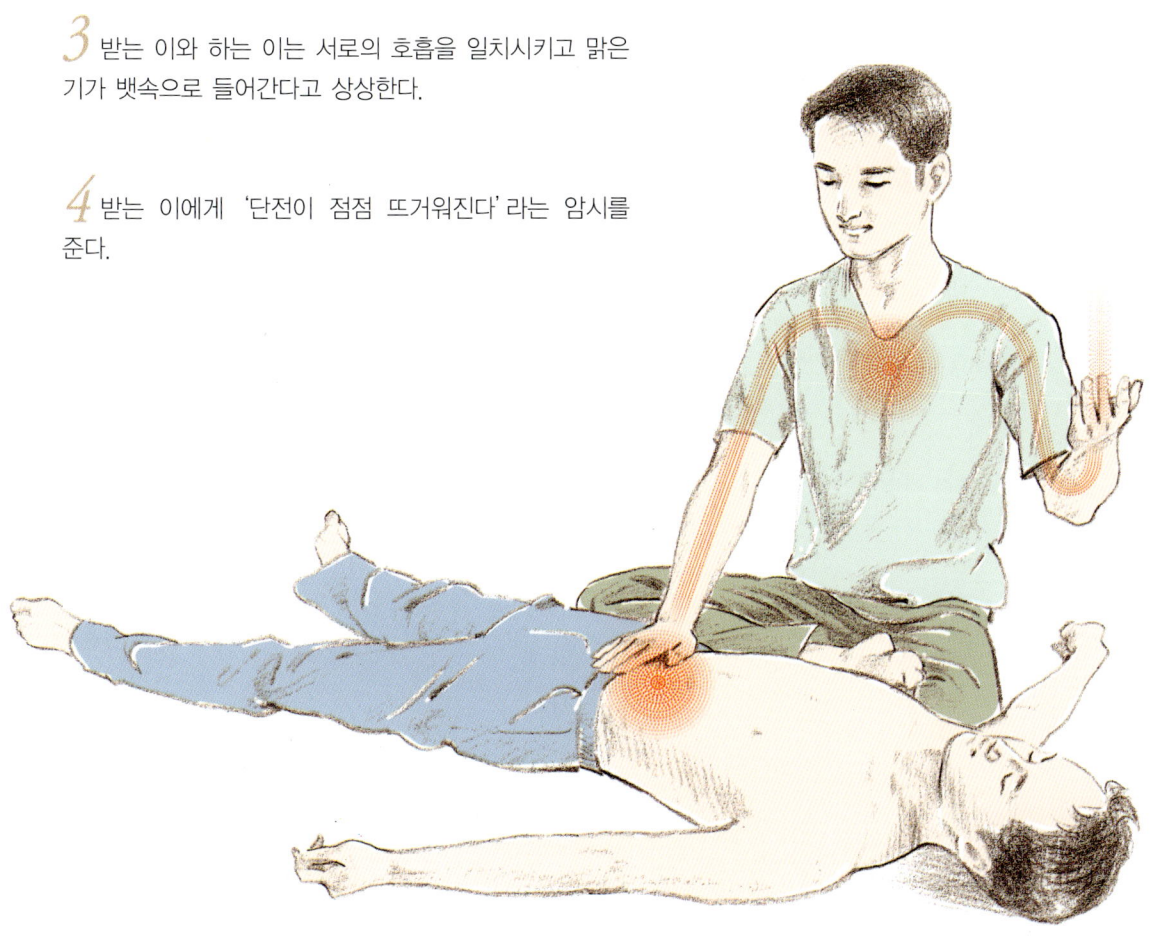

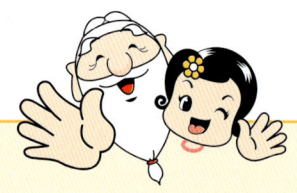

활공하면 살도 빠진다!

특정 부위에 살이 지나치게 많이 찌거나 중년에 갑자기 살이 찌는 것은 온몸과 내장의 에너지 흐름이 어딘가 막히고 자연스럽지 않기 때문이다. 지나치게 살이 많이 쪘을 때는 여러 합병증을 유발할 수 있다. 이럴 때는 활공으로 몸의 에너지 흐름을 원활하게 도와줄 수 있다.

1 받는 이는 천장을 향해 바로 눕고 하는 이는 머리맡에 가서 앉는다. 목이 시작되는 부분과 어깨 끝을 연결한 선의 가운데(견정)를 눌러 준다. 그대로 어깨선을 따라 내려와 어깨 끝의 오목한 곳(견우)도 지그시 눌러 준다.

2 배꼽에서 가슴 쪽으로 네 마디쯤 올라간 곳(중완)을 양손을 포개 손 끝에 힘을 주면서 지그시 눌러 준다.

3 배꼽에서 바깥쪽으로 손가락 두 마디쯤 나간 곳(천추)을 지그시 눌러 준다.

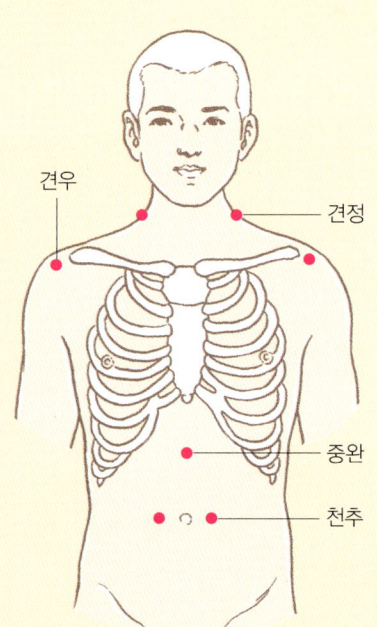

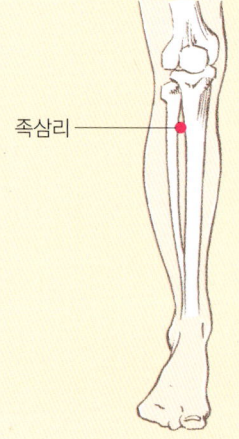

4 무릎을 세우게 하고 족삼리 부위를 두 주먹으로 가볍게 두드려 준다.

5 받는 이를 눕게 하고 하는 이는 옆으로 가서 앉는다. 척추선 양 옆으로 손가락 한 마디 반쯤 나간 곳을 허리선까지 엄지손가락으로 눌러 주고 주먹으로 두드려 준다.

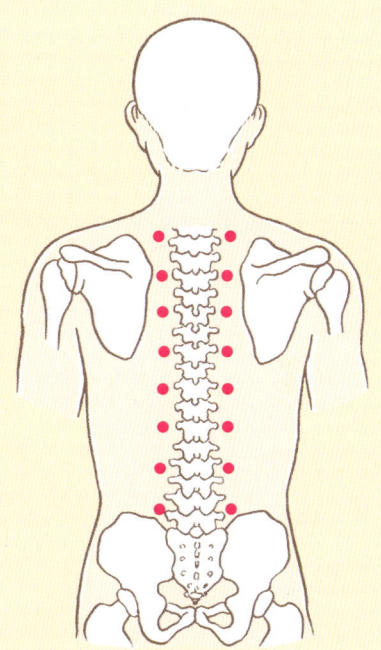

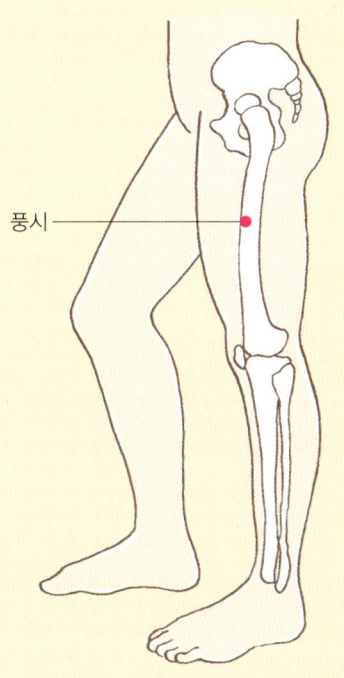

풍시

6 일어서서 똑바로 손을 내리면 손가락 끝이 닿는 허벅지 부위(풍시)를 엄지손가락으로 눌러 주고 두드려 준다.

7 엉덩이에서 발목까지 허벅지 옆선을 따라 내려가면서 주먹으로 두드려 준다.

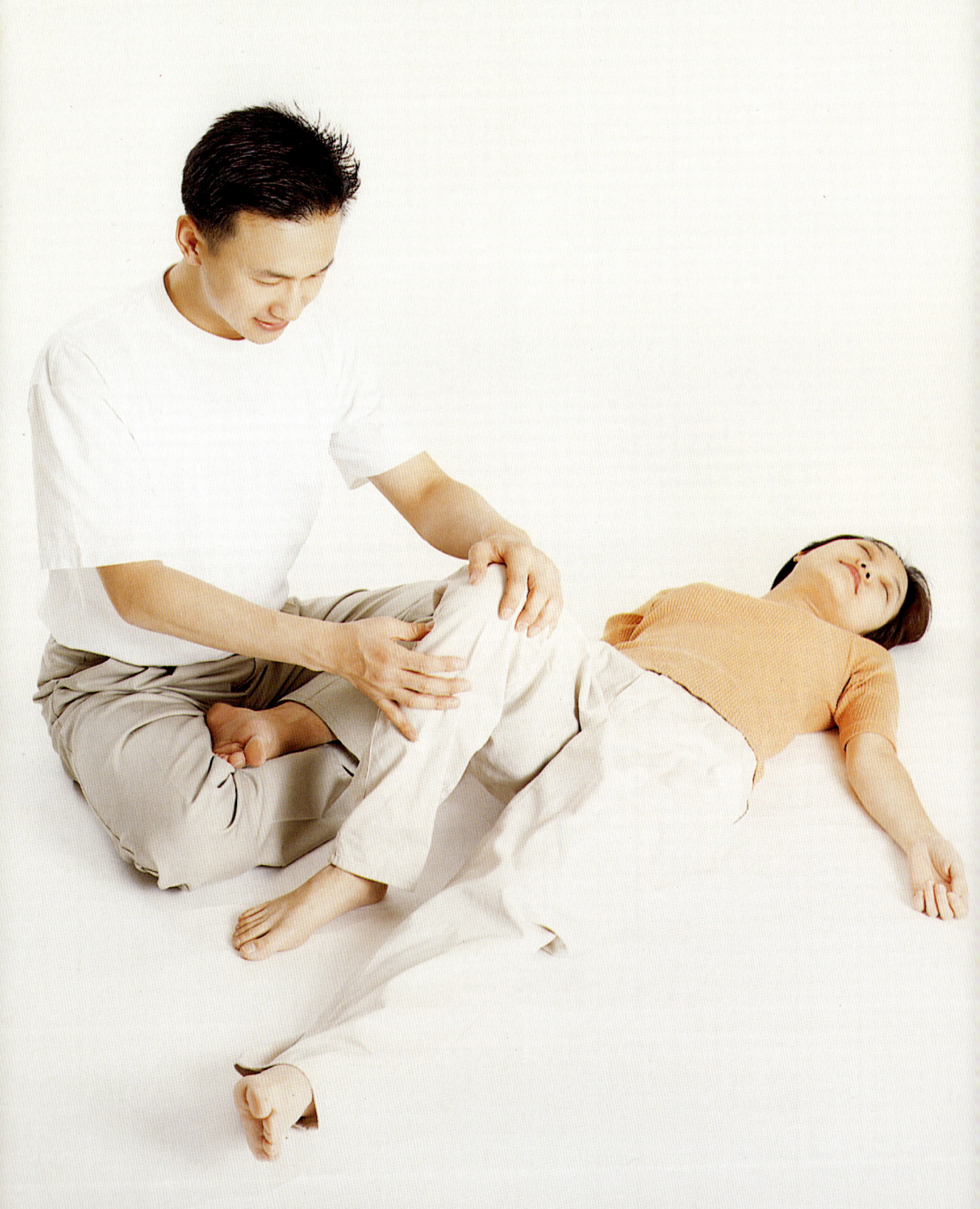

제 10 장
다리 앞부분

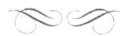

1. 발가락 당기고 발목 꺾기

2. 다리 안쪽 활공

3. 다리 앞쪽 활공

4. 무릎 비벼 주기

5. 골반과 다리 근육 활공

6. 다리 흔들기

다리는 우리 몸의 주춧돌에 해당하며 다리 앞부분에는 다리를 구부리고 좌우로 움직일 수 있게 해 주는 무릎이 있다. 무릎은 기가 뭉치기 쉬운 곳이며, 나이가 들면 이곳의 물렁뼈가 약해져 아픔을 호소하는 경우가 많다.

다리 앞쪽은 가운데 선을 경계로 안쪽에는 비경脾經이, 바깥 쪽에는 위경胃經이 흐르고 있으며 허벅지 안쪽에는 간경肝經이 흐른다. 위나 비장은 소화를 담당하고 있으며 오행 중의 토土에 해당된다. 위장과 비장 경락을 활공하면 음식물의 기를 잘 섭취하게 하여 몸의 전체적인 컨디션을 좋게 하고 면역 기능을 증가시킬 수 있다. 생각이나 고민을 많이 하면 위에서 밑으로 흐르던 위장과 비장의 기가 위로 올라가 메스꺼움과 구토가 생기고 얼굴이 화끈거릴 수도 있다. 간경이 상하거나 기가 잘 흐르지 않으면 의기소침해지고 우울증에 빠질 수 있다. 흔히 겁이 없고 씩씩한 사람을 두고 '간이 크다'라고 말하는 것도 이런 이유에서다.

다리 앞부분을 활공할 때는 근육이 있는 부위와 없는 부위를 잘 구별하여 힘의 세기를 조절해야 한다. 특히 무릎 부위는 많은 주의를 기울여야 한다.

손이나 귀와 마찬가지로 발도 인체의 축소판이지요. 발가락에는 여러 경락들이 흐르기 때문에 약간의 활공으로도 큰 효과를 얻을 수 있습니다.

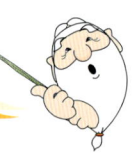

간단한 발 활공으로 하루의 피로를 말끔히…

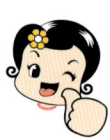

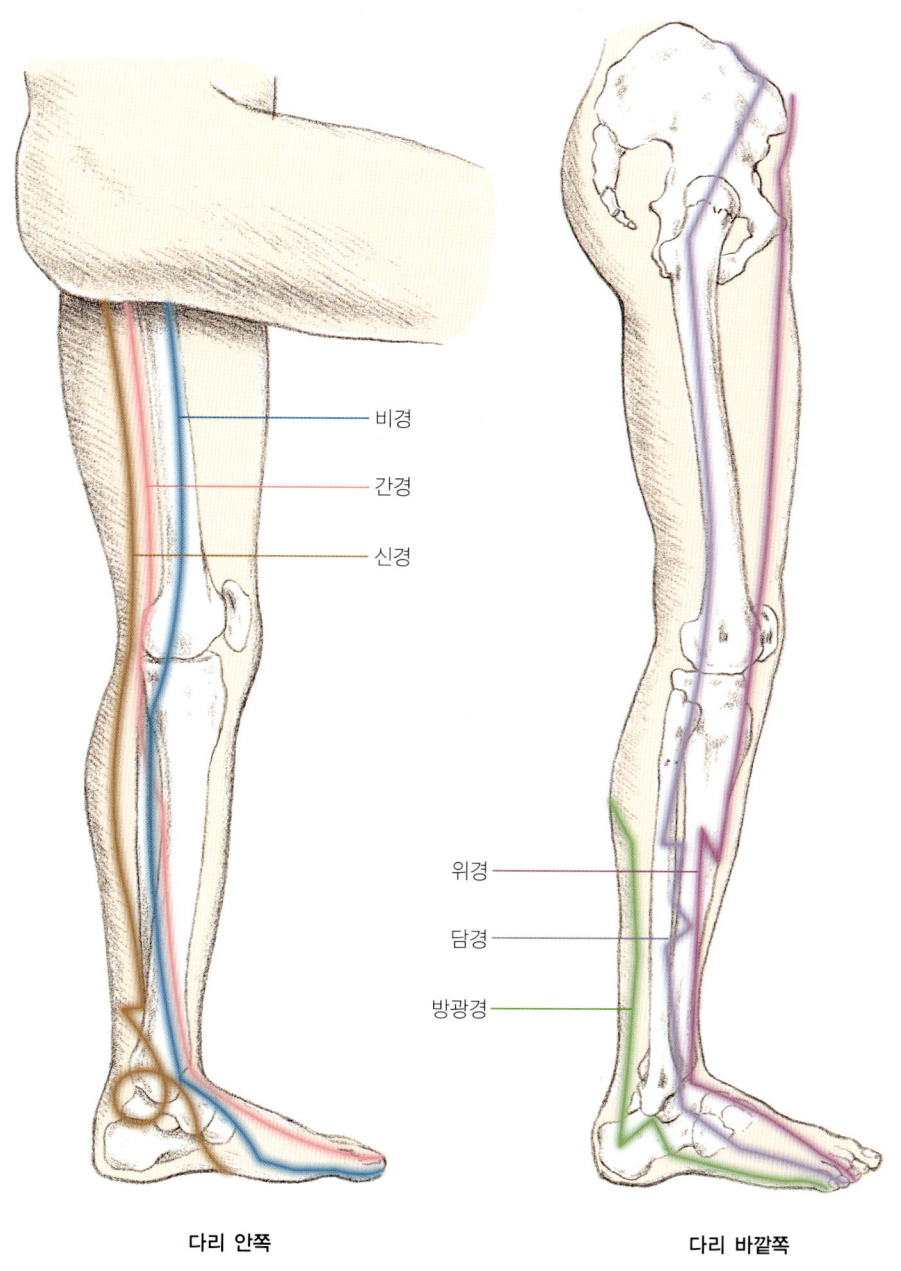

다리 안쪽   다리 바깥쪽

다리 안쪽과 바깥쪽으로 흐르는 경락

1. 발가락 당기고 발목 꺾기

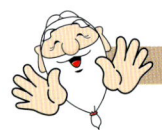
만질 때
손가락으로 당겨 주고 꺾어 주기

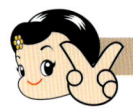
효과
여러 경락을 자극함으로써 두통, 관절염, 생식기 염증, 복부팽만, 피로회복 등에 좋다.

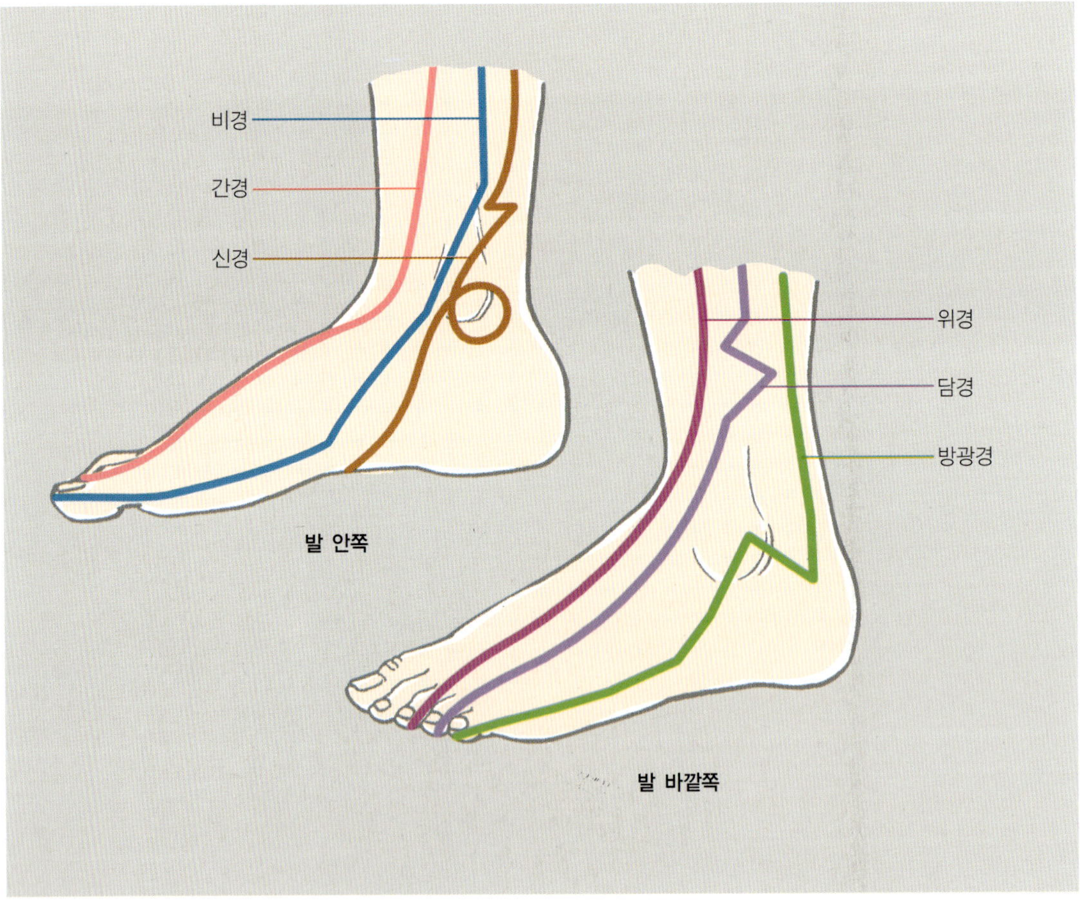

- 비경
- 간경
- 신경

발 안쪽

- 위경
- 담경
- 방광경

발 바깥쪽

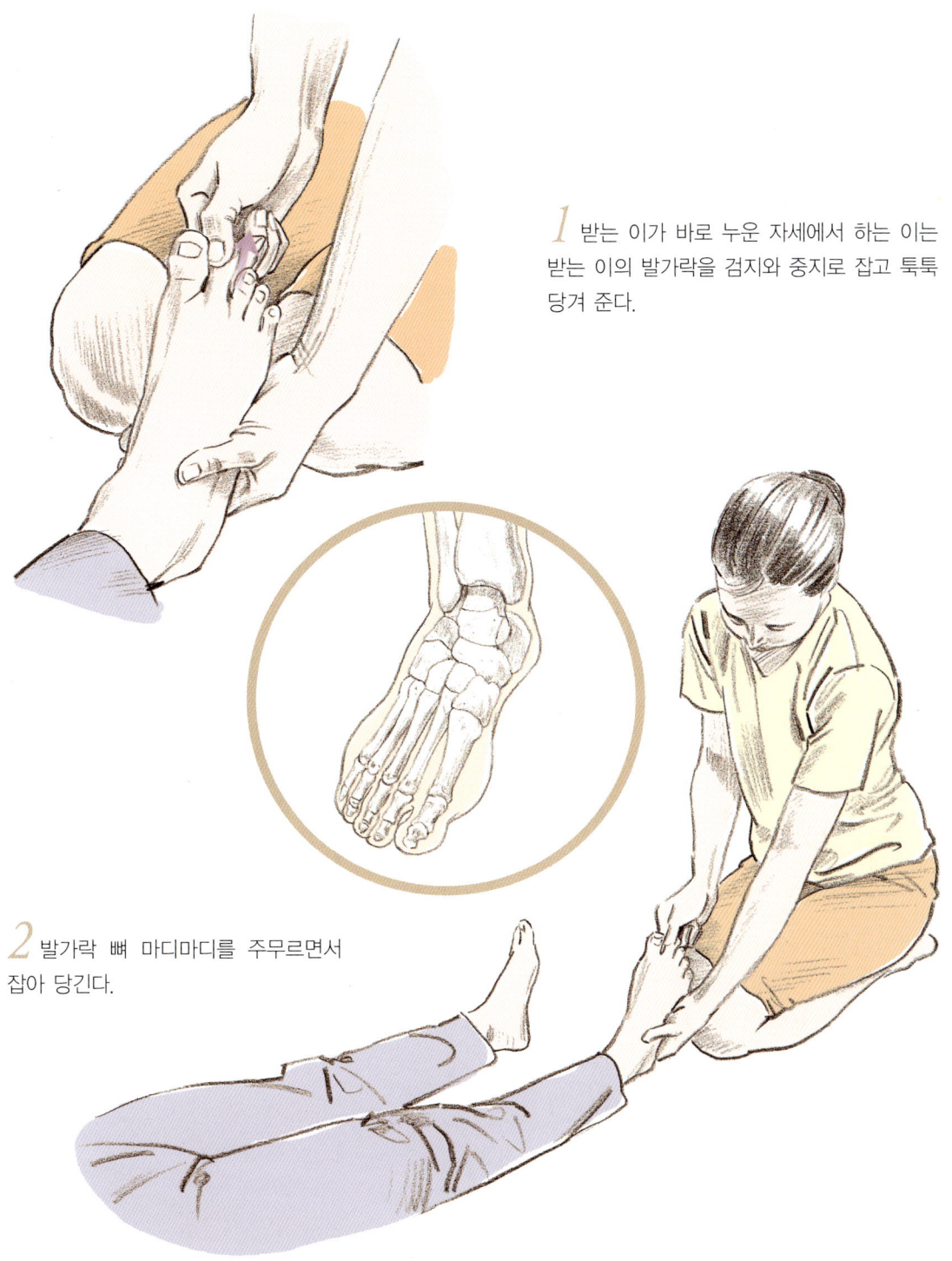

1 받는 이가 바로 누운 자세에서 하는 이는 받는 이의 발가락을 검지와 중지로 잡고 툭툭 당겨 준다.

2 발가락 뼈 마디마디를 주무르면서 잡아 당긴다.

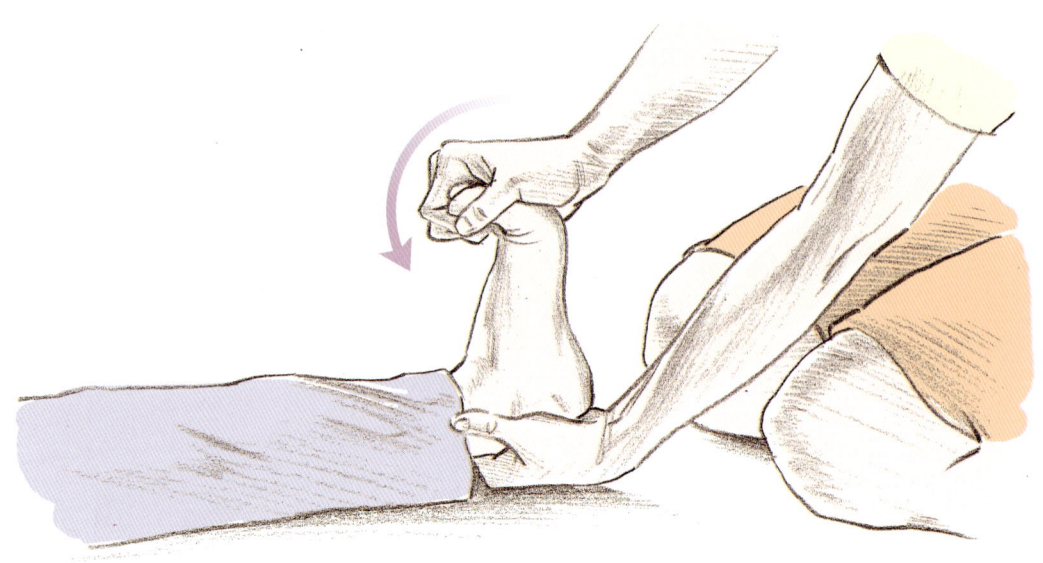

2 왼손으로 발뒤꿈치를 받치고 오른손으로 발끝을 잡아 앞뒤로 꺾어 주기를 여러 번 한다.

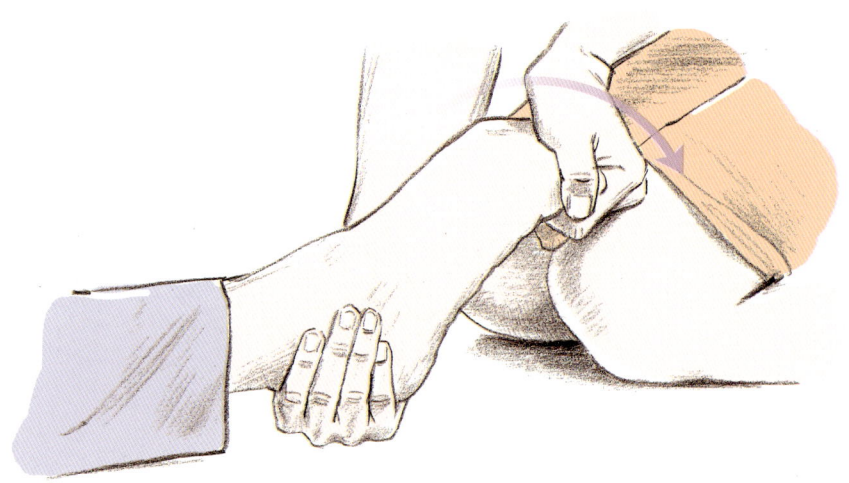

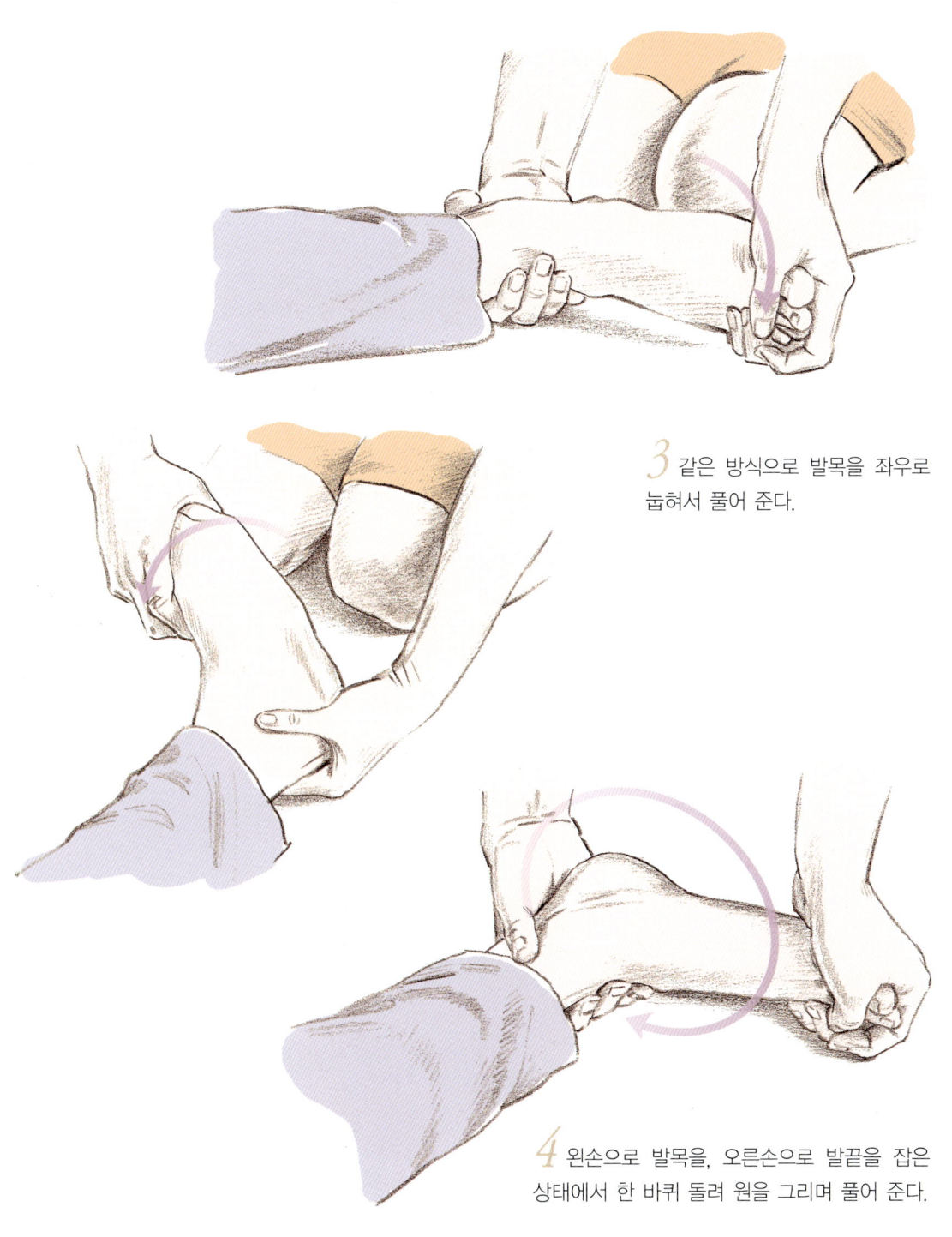

3 같은 방식으로 발목을 좌우로 눕혀서 풀어 준다.

4 왼손으로 발목을, 오른손으로 발끝을 잡은 상태에서 한 바퀴 돌려 원을 그리며 풀어 준다.

2. 다리 안쪽 활공

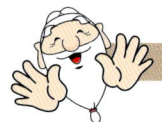

만질 때

손바닥으로 누르기, 비벼 주기

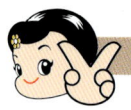

효과

간경을 풀어 줌으로써 습진, 다리 아플 때, 설사, 간염, 담낭염 등의 증세를 낫게 한다.

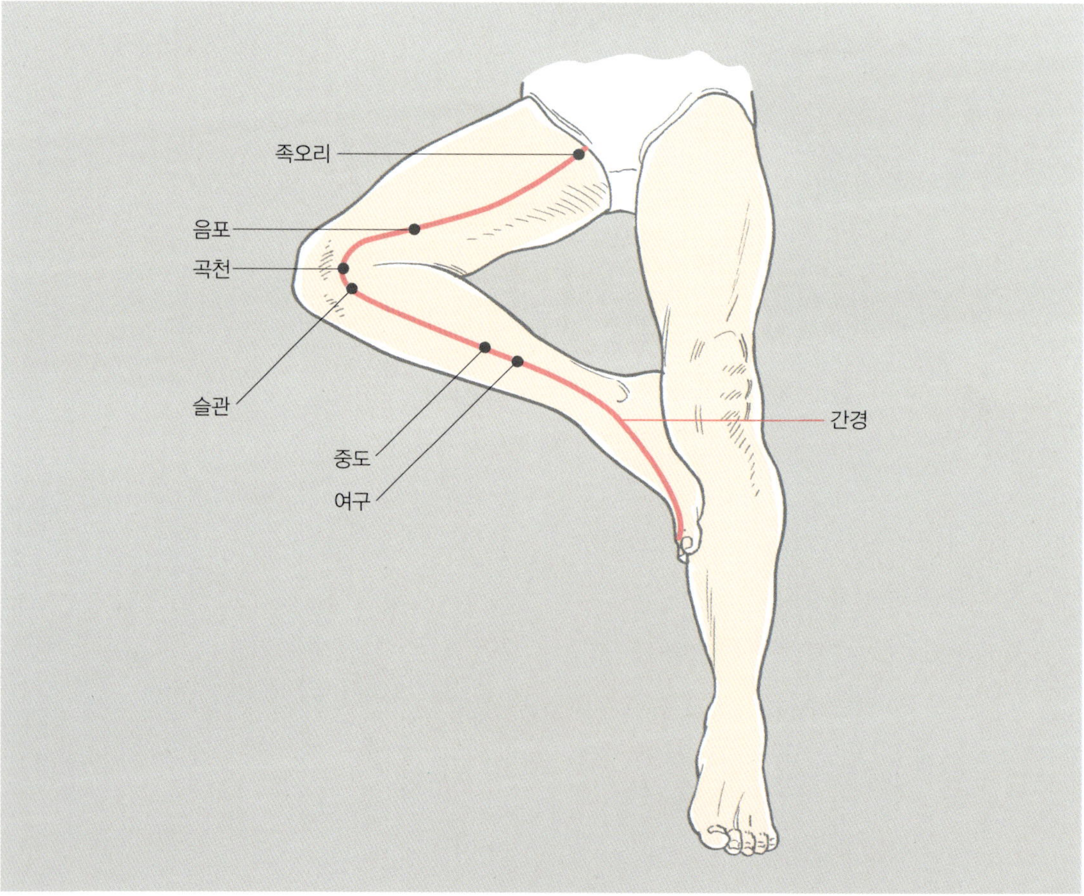

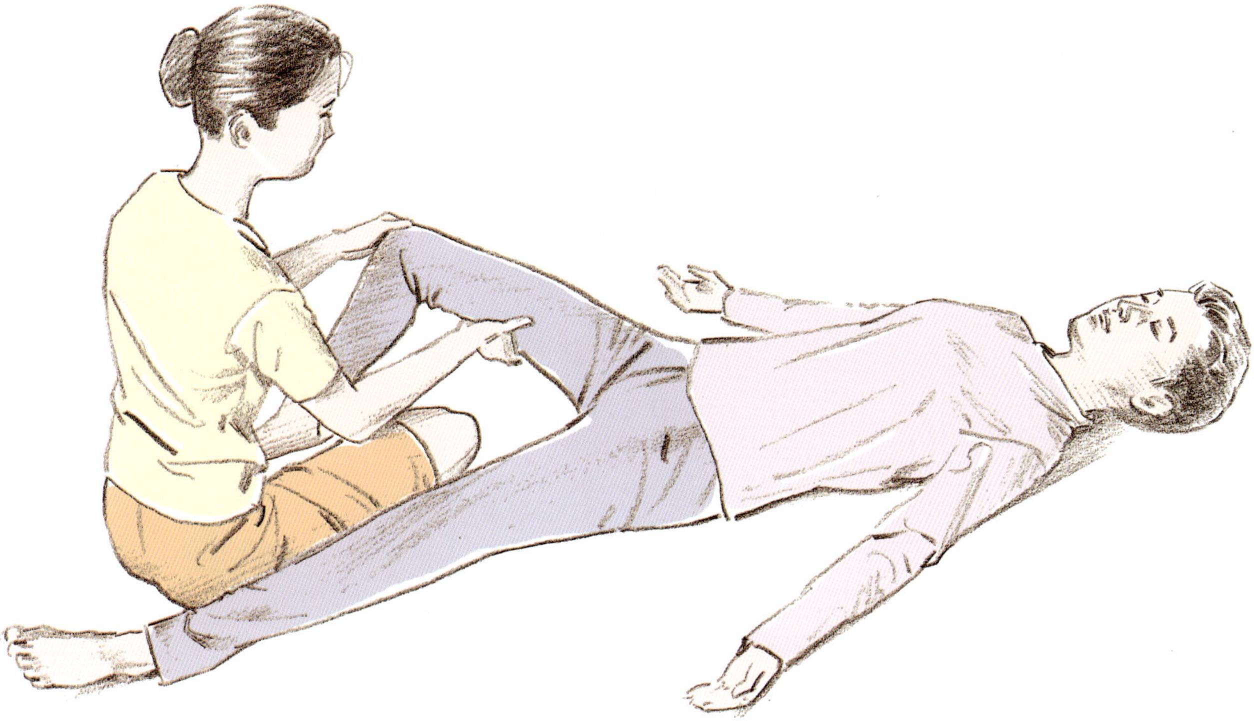

1 받는 이의 다리 한 쪽을 구부려 세우고 하는 이는 옆에 앉는다.

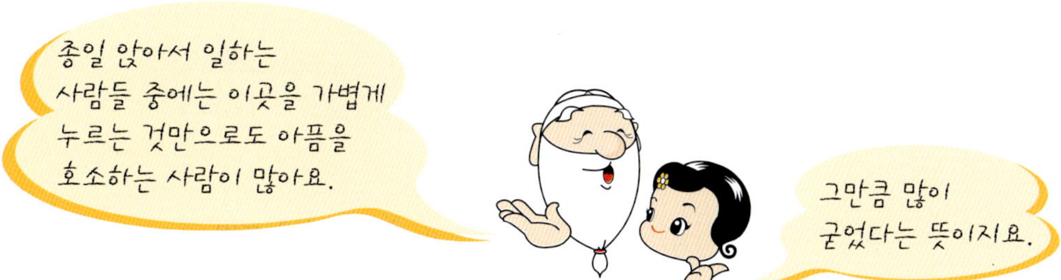

종일 앉아서 일하는 사람들 중에는 이곳을 가볍게 누르는 것만으로도 아픔을 호소하는 사람이 많아요.

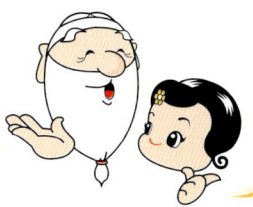

그만큼 많이 굳었다는 뜻이지요.

다리 안쪽 활공

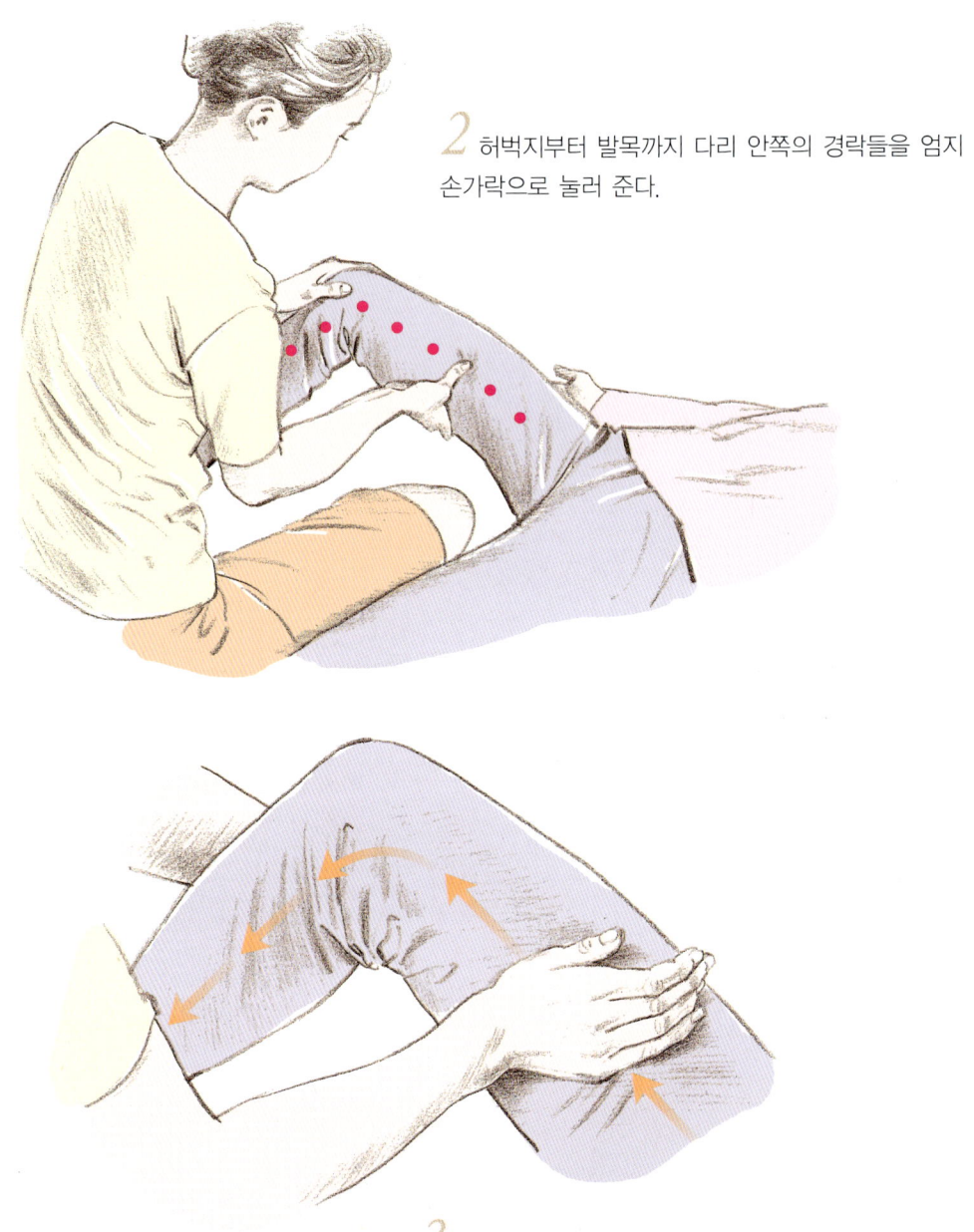

2 허벅지부터 발목까지 다리 안쪽의 경락들을 엄지 손가락으로 눌러 준다.

3 허벅지부터 발목까지 다리 안쪽의 경락들을 손바닥 아래쪽으로 풀어 준다.

4 한쪽을 마치면 다른쪽 다리도 바꾸어 해 준다.

3. 다리 앞쪽 활공

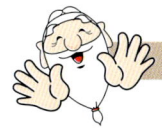

만질 때

손으로 주무르기

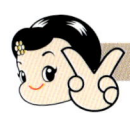

효과

집중력, 기억력 감퇴, 위궤양, 소화불량, 위염, 피로회복

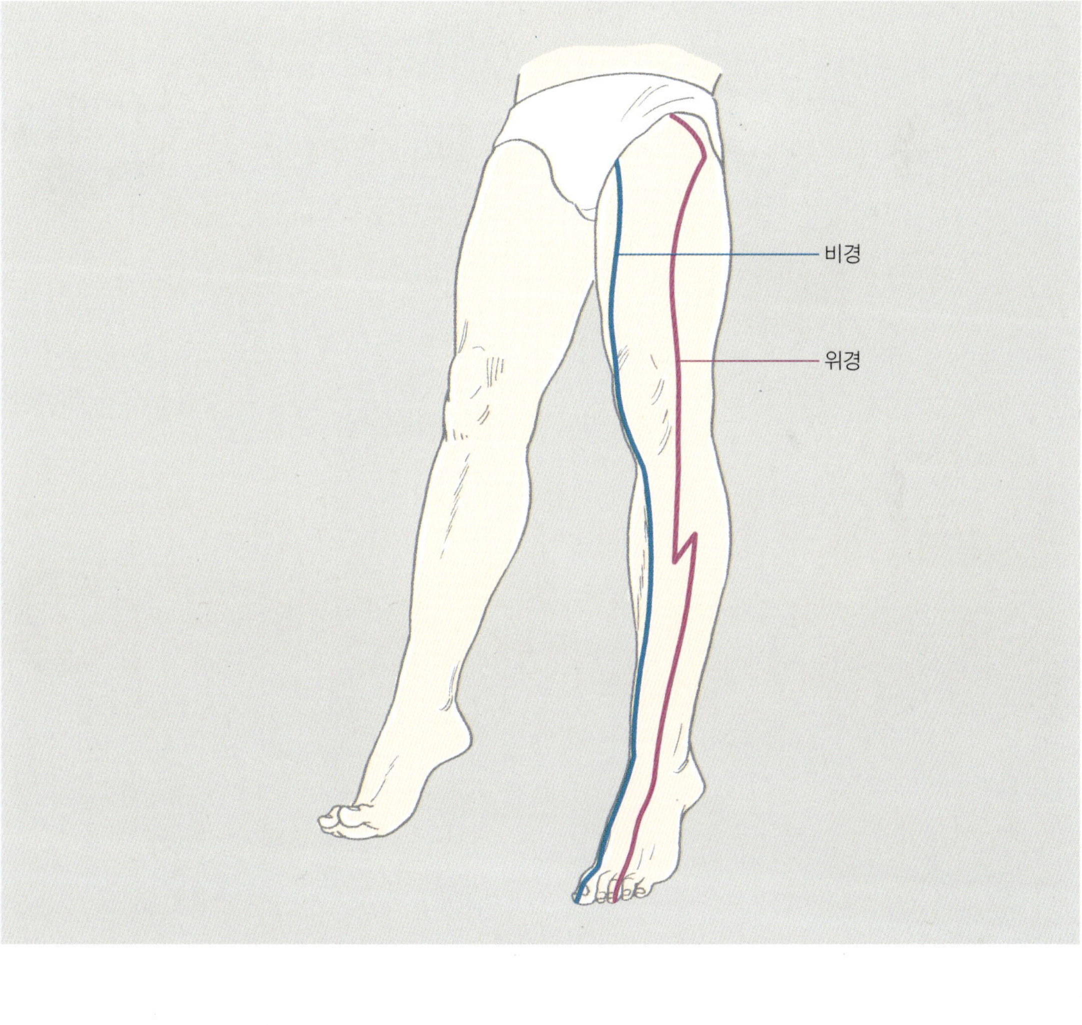

비경

위경

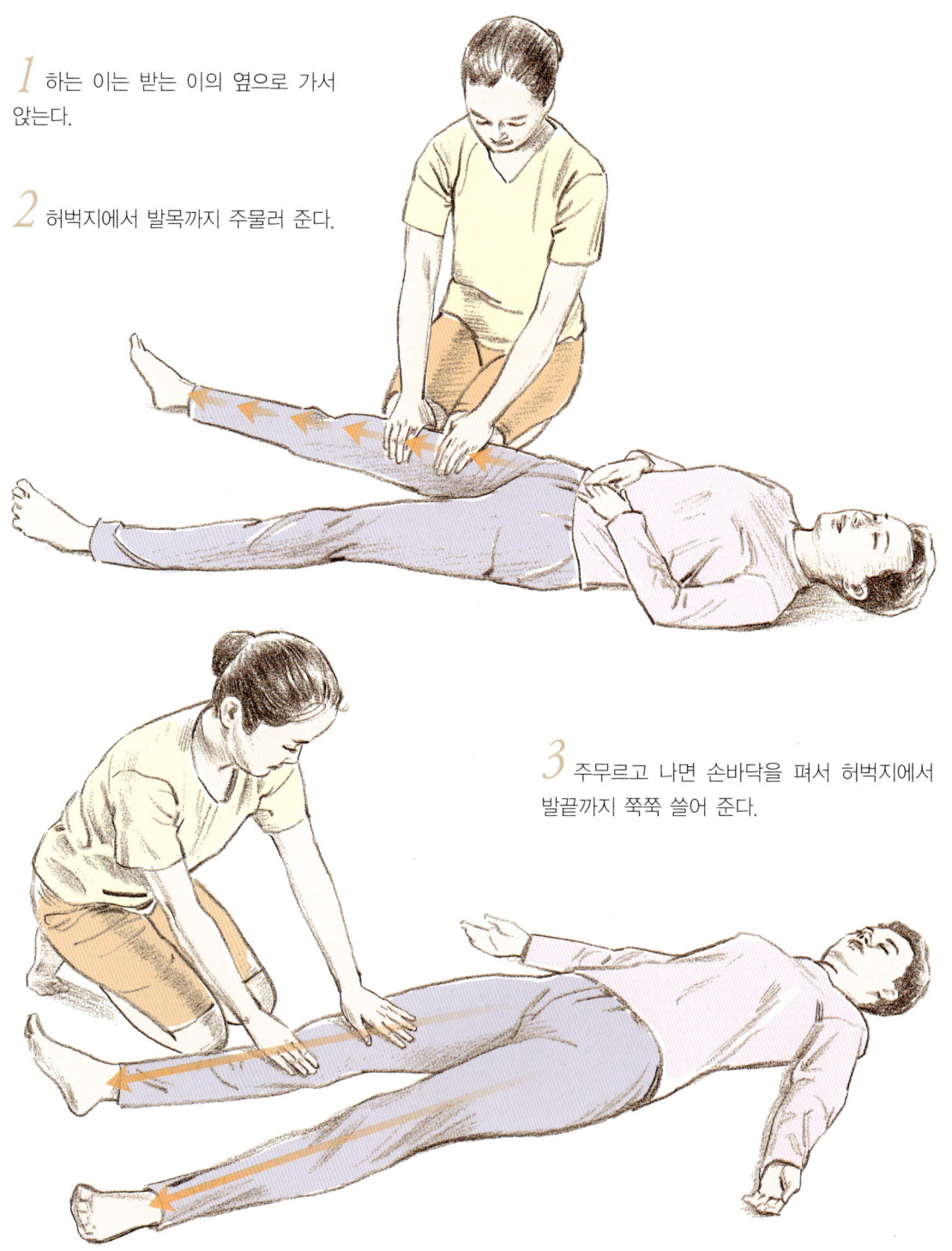

1 하는 이는 받는 이의 옆으로 가서 앉는다.

2 허벅지에서 발목까지 주물러 준다.

3 주무르고 나면 손바닥을 펴서 허벅지에서 발끝까지 쭉쭉 쓸어 준다.

4. 무릎 비벼 주기

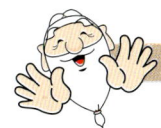
만질 때
손바닥으로 비벼 주기, 엄지 손가락으로 누르기

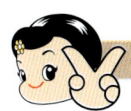
효과
무릎 관절염, 통증, 삐었을 때 효과가 있으며 특히 위경과 비경에 자극을 준다.

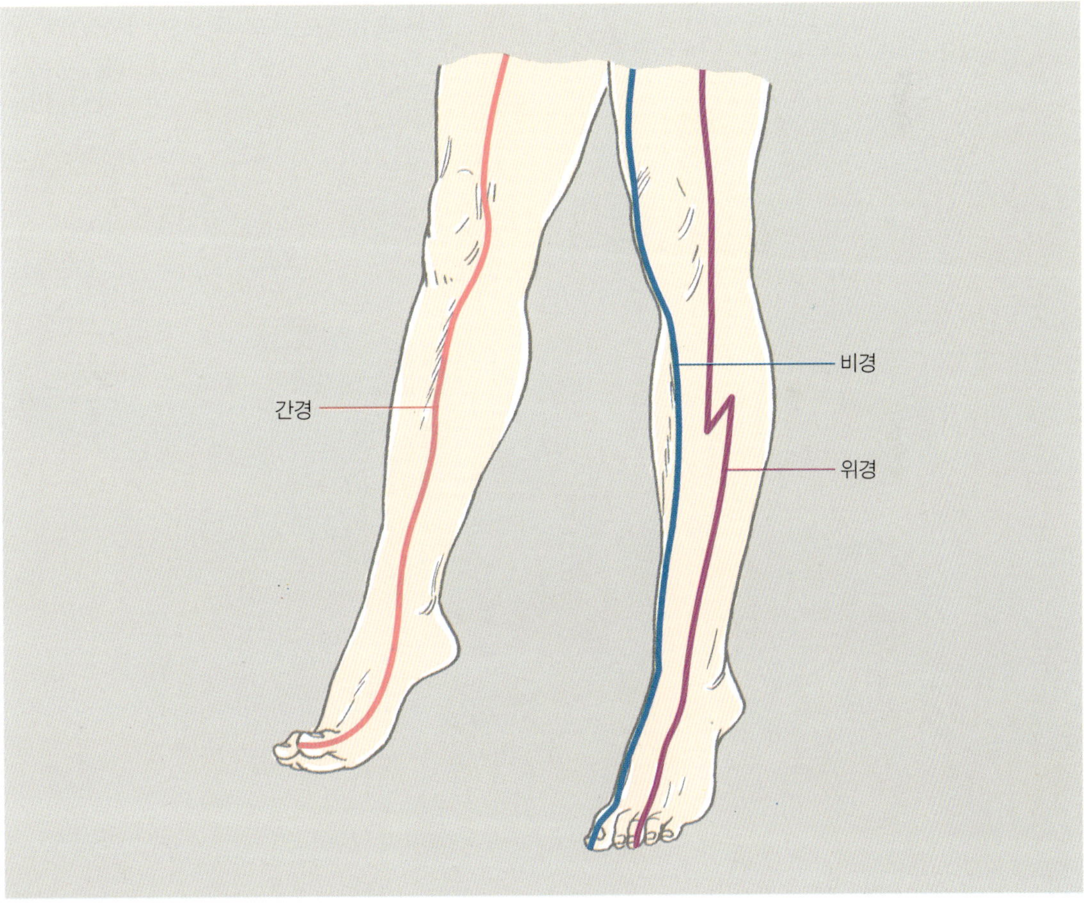

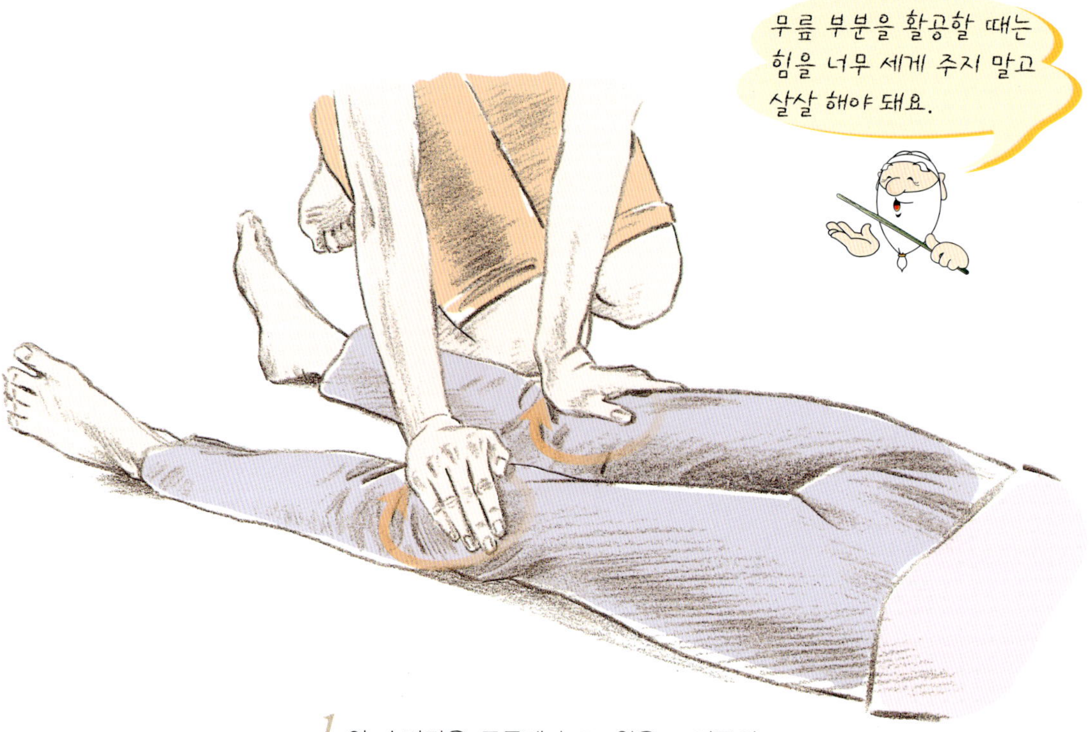

무릎 부분을 활공할 때는 힘을 너무 세게 주지 말고 살살 해야 돼요.

1 양 손바닥을 무릎에 놓고 원을 그리듯이 돌리며 비벼 준다.

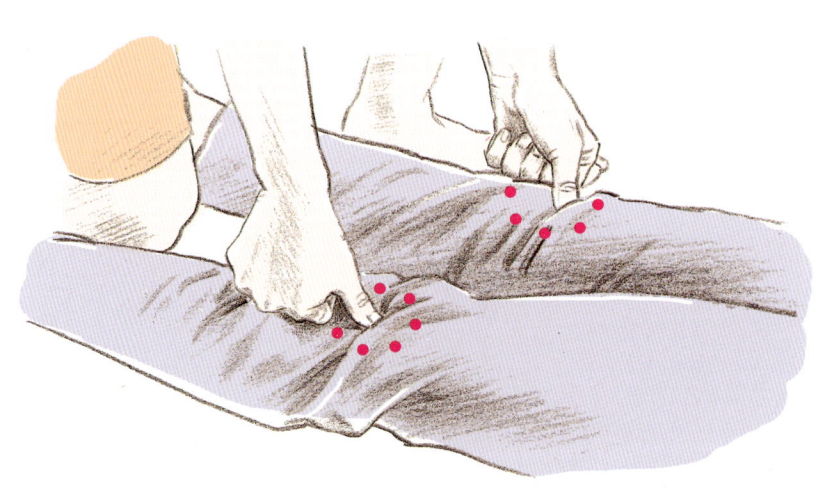

2 무릎 주위를 엄지손가락으로 눌러 준다.

3 손을 오목하게 해서 손바닥으로 다리 앞쪽을 전체적으로 두드려 준다.

4 위경과 비경의 흐름에 따라 머리쪽에서 발끝으로 다리 앞쪽을 쓸어내리며 마무리한다.

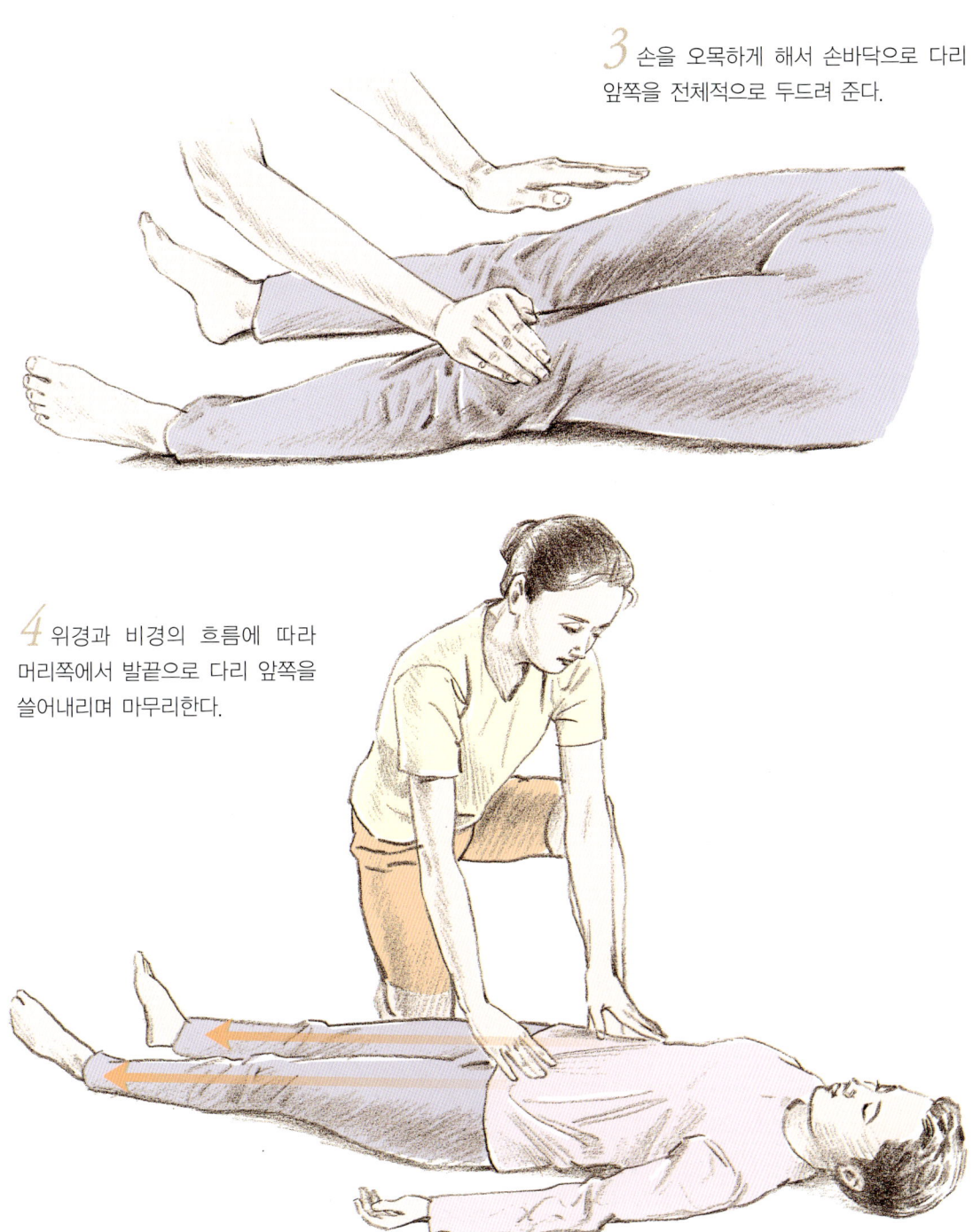

무릎 비벼 주기 63

5. 골반과 다리 근육 활공

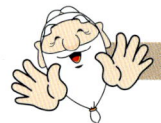
만질 때
손으로 밀고 굴려 주기

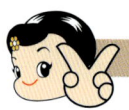
효과
골반을 교정하고 근육을 풀어 주는 효과와 위경과 비경에 자극을 주는 효과가 있다.

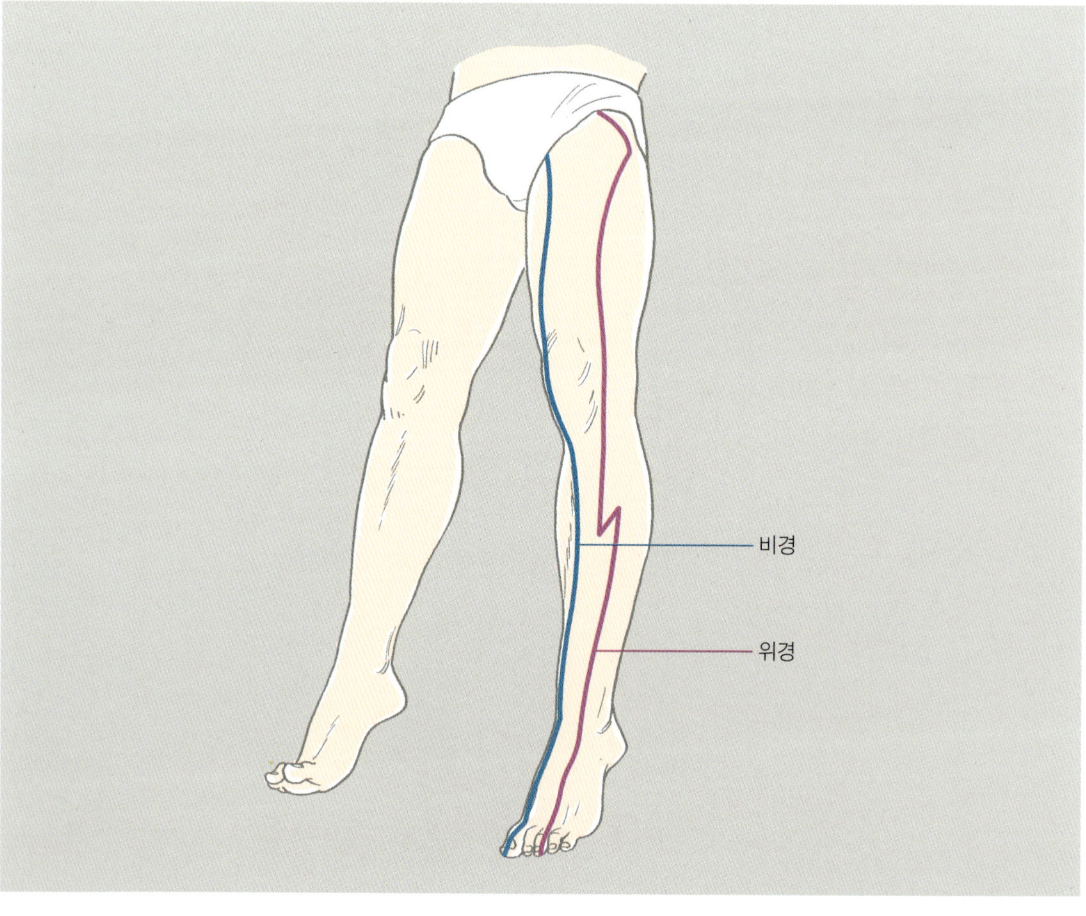

― 비경

― 위경

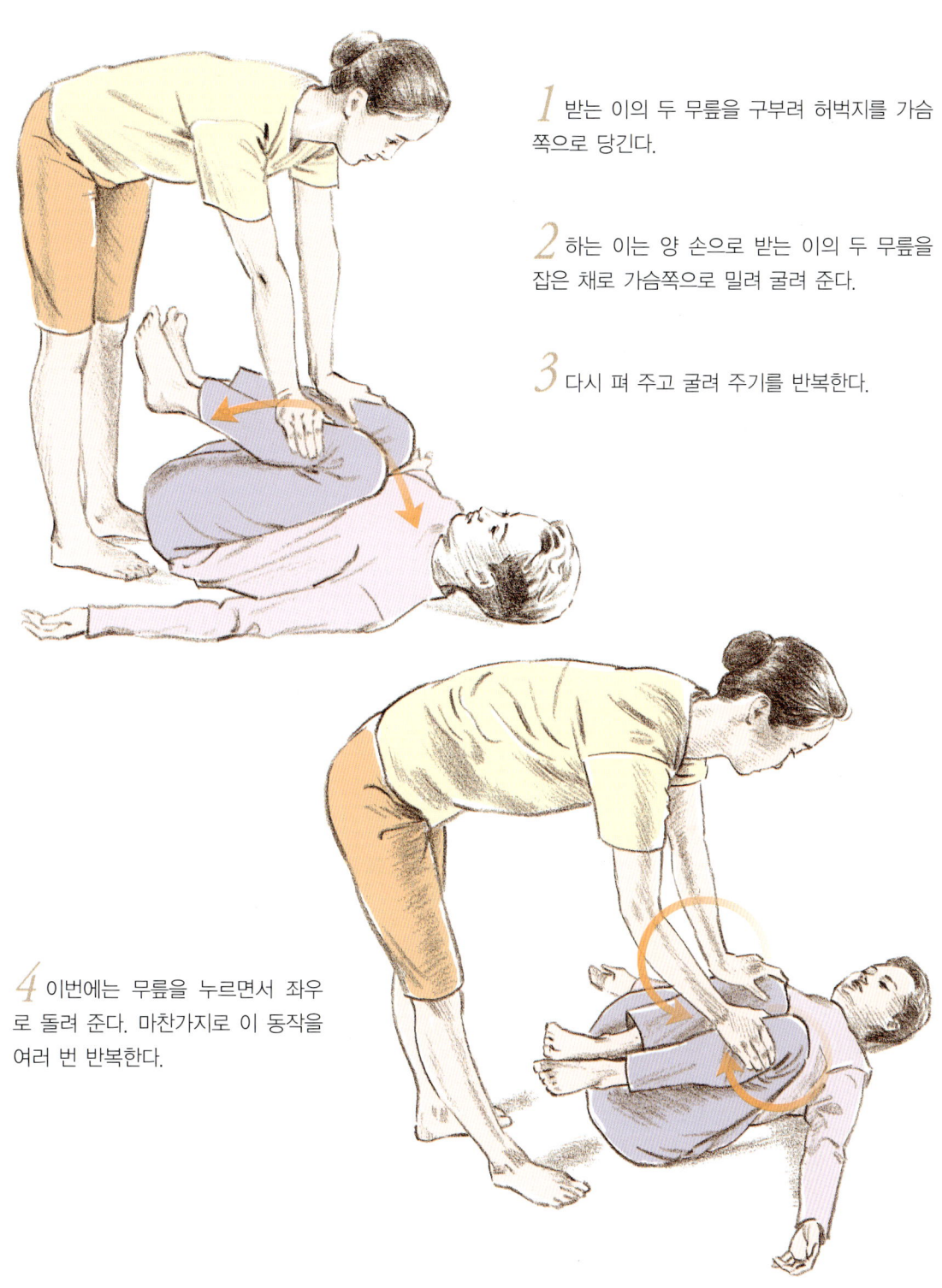

1 받는 이의 두 무릎을 구부려 허벅지를 가슴 쪽으로 당긴다.

2 하는 이는 양 손으로 받는 이의 두 무릎을 잡은 채로 가슴쪽으로 밀려 굴려 준다.

3 다시 펴 주고 굴려 주기를 반복한다.

4 이번에는 무릎을 누르면서 좌우로 돌려 준다. 마찬가지로 이 동작을 여러 번 반복한다.

6. 다리 흔들기

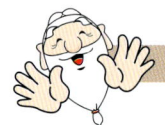
만질 때
흔들어 주기

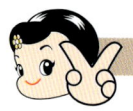
효과
발에 몰려 있던 피를 돌려 주고 정체된 기를 풀어 줌으로써 피로회복, 혈액순환, 고혈압 등에 효과가 있다.

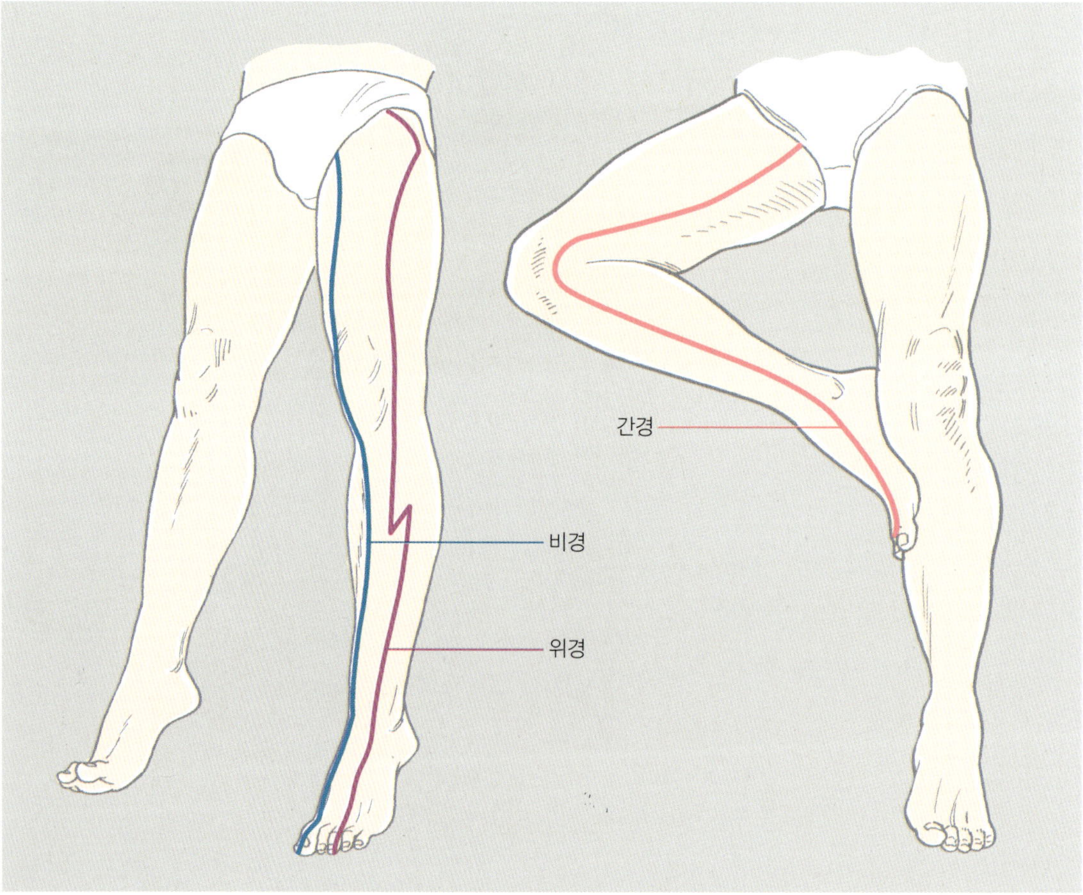

― 간경
― 비경
― 위경

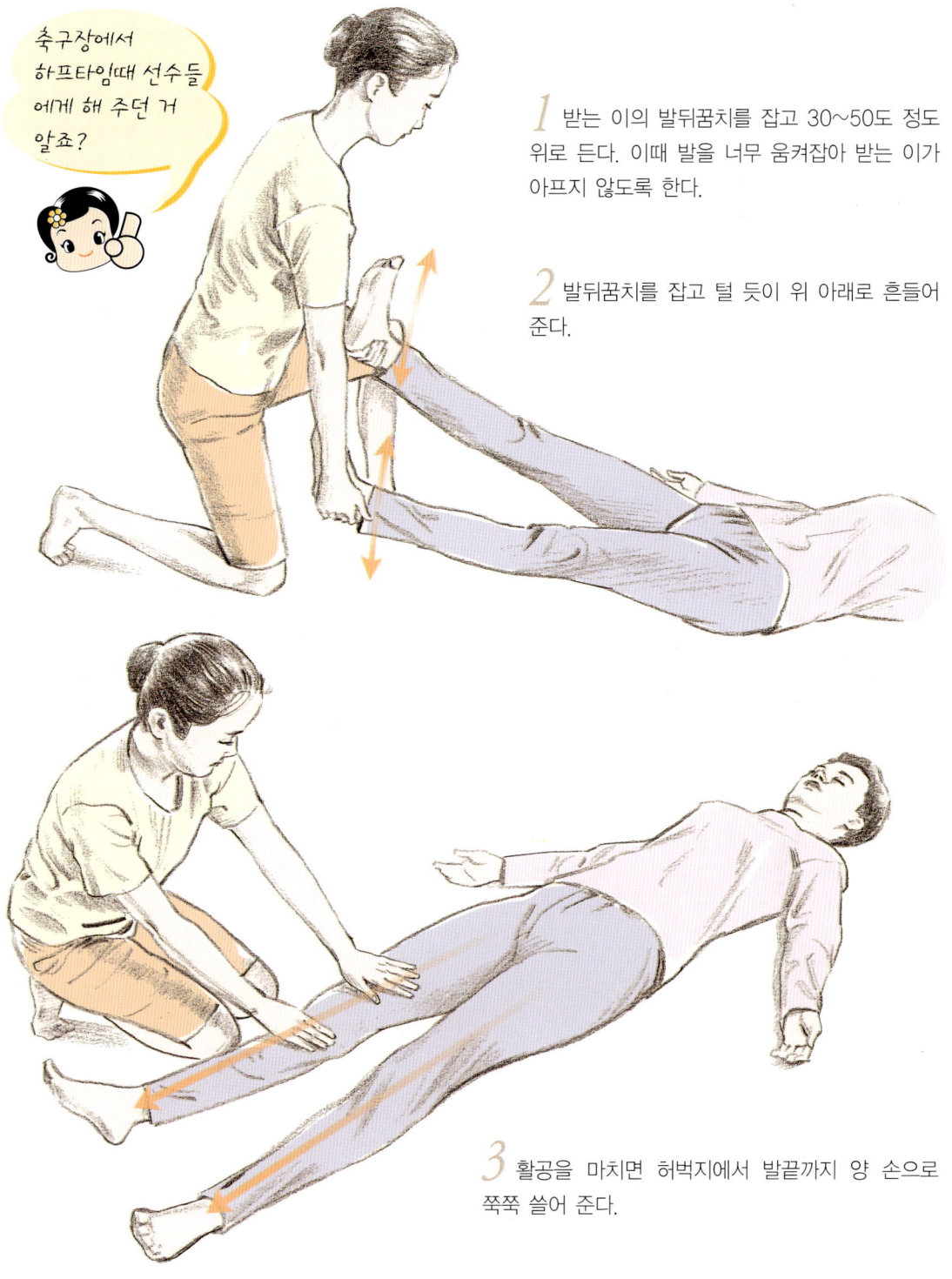

축구장에서 하프타임때 선수들에게 해 주던 거 알죠?

1 받는 이의 발뒤꿈치를 잡고 30~50도 정도 위로 든다. 이때 발을 너무 움켜잡아 받는 이가 아프지 않도록 한다.

2 발뒤꿈치를 잡고 털 듯이 위 아래로 흔들어 준다.

3 활공을 마치면 허벅지에서 발끝까지 양 손으로 쭉쭉 쓸어 준다.

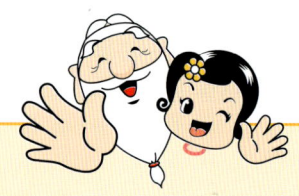

임산부를 위한 활공

임산부의 활공은 초기, 중기, 말기의 경우로 나눌 수 있다. 임산부를 활공할 때는 받는 이를 옆으로 눕히고 등뒤를 중심으로 활공하는 것이 좋으며 너무 무리한 압박은 피하는 것이 좋다.

임신초기의 활공

임신 1, 2개월은 모르고 지나가는 경우가 많으므로 임신의 가능성이 있을 때부터 태교하는 마음으로 생활하는 것이 좋다. 임신 2개월에는 아기의 담경락이 형성되기 시작하고, 심장이 움직이며, 뇌가 급속히 발달된다. 3개월부터는 신장이 형성되고 4개월부터는 삼초경이 형성되기 시작한다.

이때는 임산부를 모로 눕혀 어깨부터 다리까지 방광경락을 주로 활공해 임산부의 신장이 충분한 에너지를 공급받을 수 있도록 도와 준다. 이때 하는 이와 받는 이는 아기가 활발하고 바르게 자라는 모습을 상상하면서 활공을 주고 받으면 그 에너지가 아기에게까지 전달될 수 있다. 그러나 어깨 윗부분의 담경이나 다리 안쪽의 음경락에 활공하는 것은 피하도록 한다.

임신중기의 활공

5개월이 되는 태아는 머리가 계란 정도의 크기로 자라 몸의 3분의 1정도를 차지하게 된다. 이때는 비장의 기운이 차기 시작하는데 이 경락이 충실하면 생각이 깊어진다. 6개월에는 뼈대가 바로잡히며 청각이 발달한다. 7개월에는 뇌피질이 충분히 만들어지며 폐로 연결되는 경락이 자란다. 이때는 뇌활공을 주로 해 아기의 뇌가 충분히 자라는 모습을 상상하면 좋을 것이다. 방광경에 대한 활공은 여전히 중요하다.

임신말기의 활공

8개월째가 되면 폐와 대장이 생기고 청각이 완성된다. 9개월째는 태아의 신장에 연결되는 경락에 기운이 차기 시작한다. 10개월째는 마지막으로 태아의 방광에 기운이 참으로써 오장육부에 기운이 다 차게 된다.

뱃 속에서 10개월을 잘 보낸 아기에게 잘 했다는 칭찬을 해 주며 세상과 만나는 순간을 준비시킨다. 특히 임신 후반기에는 태아의 무게 때문에 임산부의 허리나 골반이 아플 수 있으므로 모로 눕힌 후 이 부분의 활공을 주로 한다.

아기를 활공할 때는

아기는 출생 후 한 달 동안 외부와 자기를 구별하지 못하지만 머리의 말랑말랑한 부분(백회)이 닫히는 때부터 소리나 색을 약간씩 구분하고 외부의 자극에 적극적으로 반응하기 시작한다. 이때부터는 같은 울음이라도 배 고플 때, 졸릴 때, 아플 때가 다르다. 아기가 운다고 무조건 젖을 물리거나 재울 것이 아니라 적당한 때에 활공을 하면 여러가지 병을 예방하고 커서도 건강하게 자랄 수 있다.

아기는 몸의 접촉을 통해 사랑을 느끼고 바깥 세상을 익힌다. 특히 말을 하지 못하는 아기에게 활공을 해주면 정서적으로도 많은 도움이 된다. 또한 기저귀를 벗기고 자주 활공하면 약을 쓰지 않고도 미리 습진을 예방할 수 있다. 아기를 활공할 때는 될 수 있는 대로 누르거나 강한 자극은 주지 않는 것이 좋다. 손바닥으로 가볍게 쓸어 주고 어루만져 주는 것이 좋다.

1. 가슴에서 배쪽으로 쓸어내리듯 손바닥으로 쭉쭉 쓸어 준다. 천천히 그리고 지그시 하는 것이 좋다. 아기를 엎드리게 하고 등뒤를 쓸어 준 후 팔 다리도 쓸어 준다.

2. 잘 놀라거나 허약한 아이는 위에서 아래보다는 아래에서 위로, 바깥에서 안으로 모아 주듯 쓸어 주는 것이 좋다.

3. 팔 다리부터 주물러 주고 가슴과 배는 원을 그리듯 시계방향으로 쓸어 준다.

4. 엎드리게 해서 밑에서 위로 바깥쪽에서 안쪽으로 양 손을 모아 주듯 쓸어 준다.

5. 아주 약하게 엄지손가락으로 얼굴 부위를 전체적으로 눌러 준다.

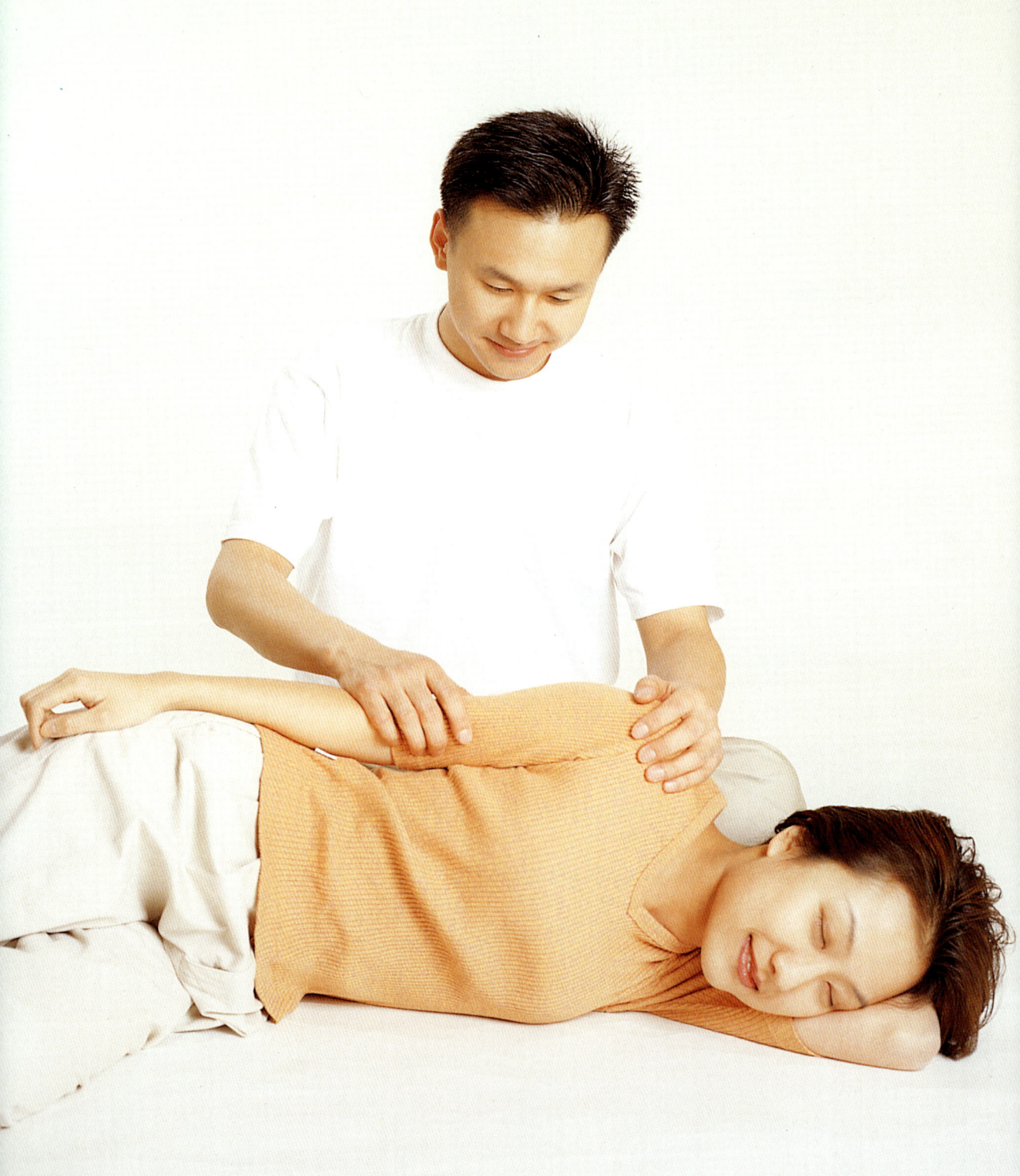

제 11 장

몸의 옆부분과 앉은 자세

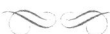

1. 목과 어깨 근육 짜 주기

2. 어깨 근육 풀고 당기기

3. 허벅지 바깥쪽 풀기

4. 옆으로 누운 자세에서의 담경 활공

5. 엉덩이 옆선 두드려 주기

몸의 옆부분을 활공할 때는 머리에서 몸통을 거쳐 발까지 이르는 한 부분과, 팔의 부분으로 나누어 할 수 있다. 머리와 몸통의 옆부분에서 다리 옆으로는 담경膽經이 흐르는데 담경은 다리 안쪽으로 흐르는 간경과 짝을 이루어 간과 담에 연결되는 경락이다. 간은 인체 대사代謝의 중심 중 하나로 여러 가지 작용을 하지만 그 중 대표적인 것은 우리 몸의 독소를 끊임없이 해독한다는 것이다.

담은 쓸개라 하기도 하는데, 음식물을 소화시킬 수 있도록 도와주는 역할을 하는 장기이다. 간담이 좋지 않으면 쉽게 피로해지고 음식물을 잘 소화시키지 못하는 탓으로 화를 많이 내고 겁이 많아지며 끈기가 없어지고 입이 마른다.

옆으로 누웠을 때 보이는 팔의 옆부분으로는 삼초경三焦經이 흐르는데 이 경락은 신장을 돕는 역할을 한다. 이 경락이 막히면 고열이 생기거나 귀와 눈에 병이 생긴다.

신체의 옆부분을 활공할 때는 받는 이를 너무 급하게 돌아눕히지 않도록 한다. 부드럽게 신체의 옆부분을 활공하면서 양 손으로 등을 받쳐 주면 받는 이는 자연스럽게 옆으로 눕게 될 것이다.

앉은 자세는 누웠을 때 하기 힘든 활공을 할 수 있다는 장점이 있다. 머리나 목, 어깨와 같은 부위의 활공에 효과적이다. 앉은 자세에서의 활공을 처음 시작할 때는 서서히 어깨부터 풀면서 해 나가는 것이 좋다.

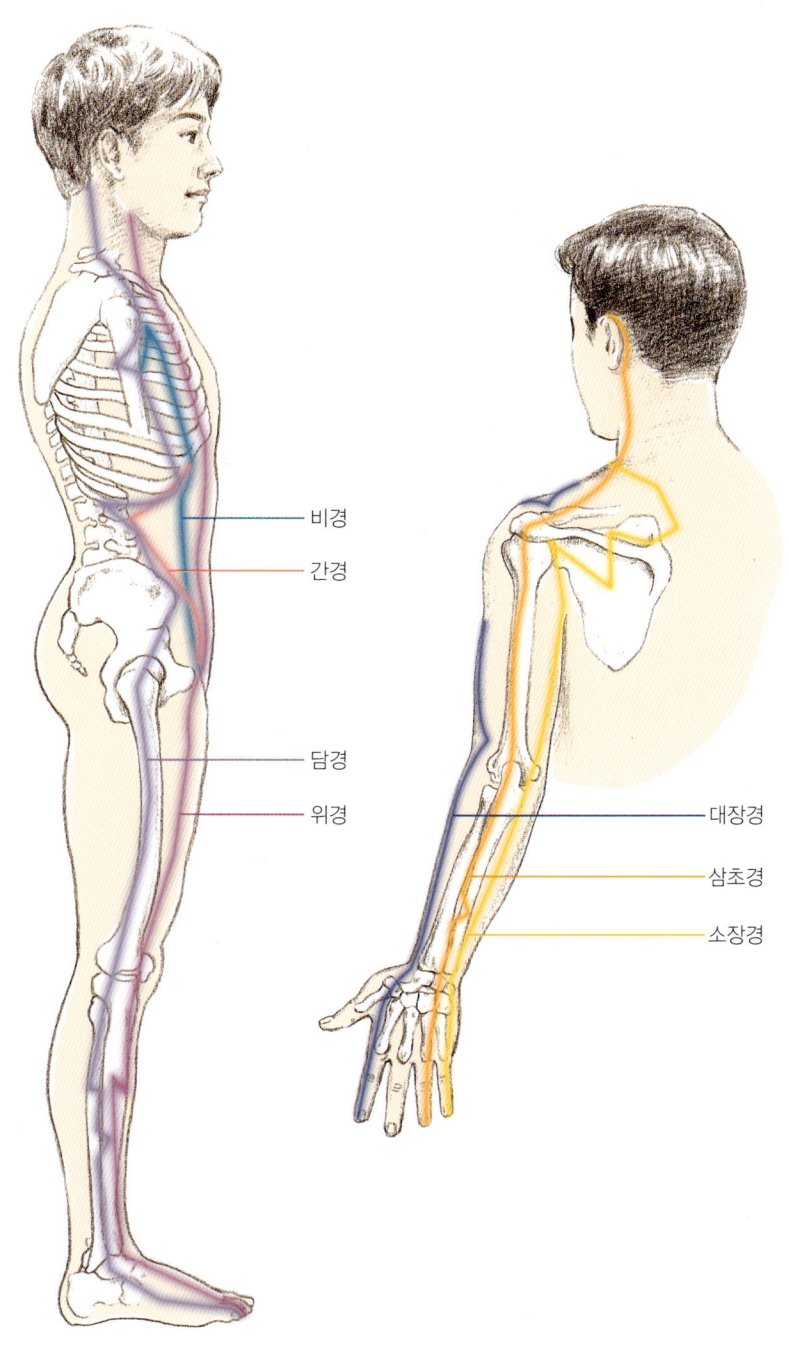

몸의 옆부분에 흐르는 경락

1. 목과 어깨 근육 짜 주기

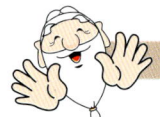
만질 때
양 손으로 짜 주기

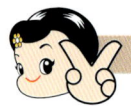
효과
오십견, 피로회복, 두통, 소화불량 등에 효과가 있다.

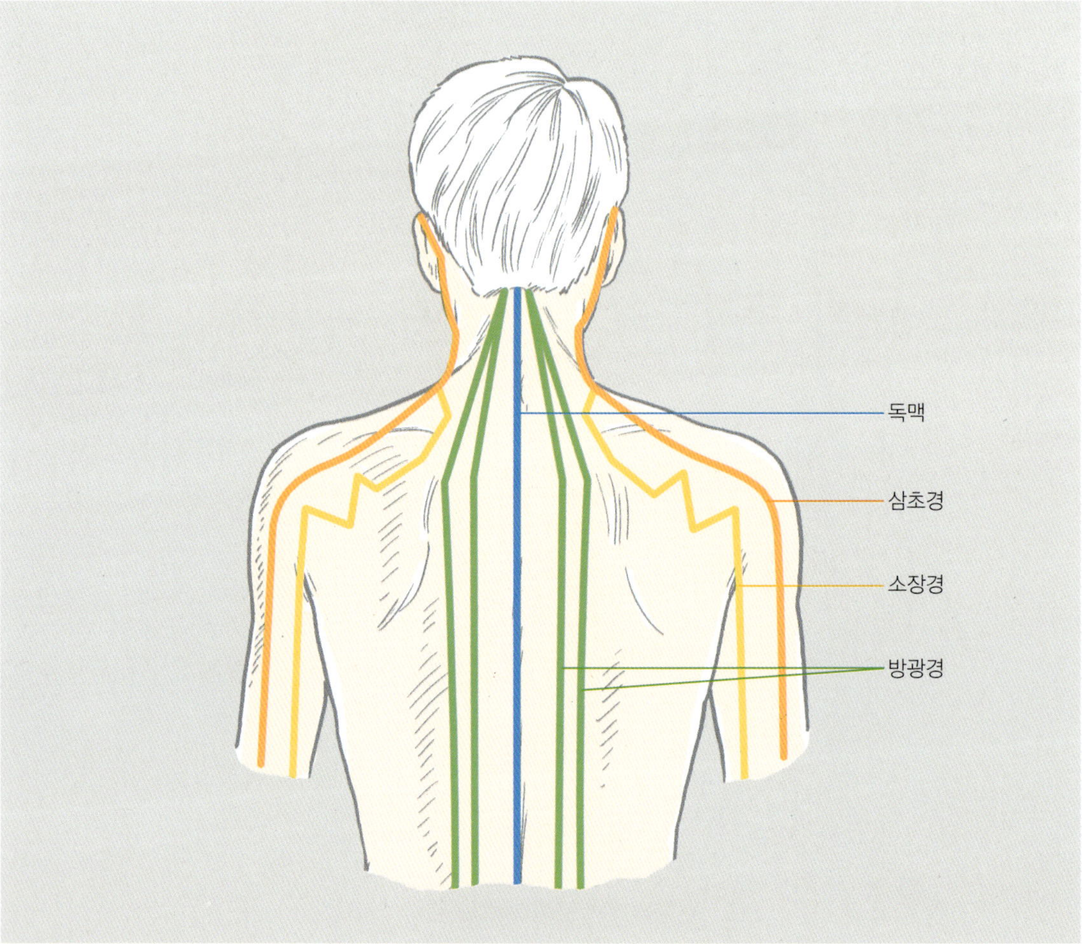

- 독맥
- 삼초경
- 소장경
- 방광경

1 받는 이는 가부좌나 반가부좌를 하고 앉는다.

> 흔히 하는 양반 자세로 편안히 앉으세요.

2 하는 이는 받는 이의 등 뒤로 가서 받는 이의 목을 약간 숙이게 하고 두 손으로 깍지를 낀다.

3 깍지 낀 손으로 받는 이의 목 뒤를 짜 주듯이, 두 손을 모았다가 풀어 주기를 반복한다.

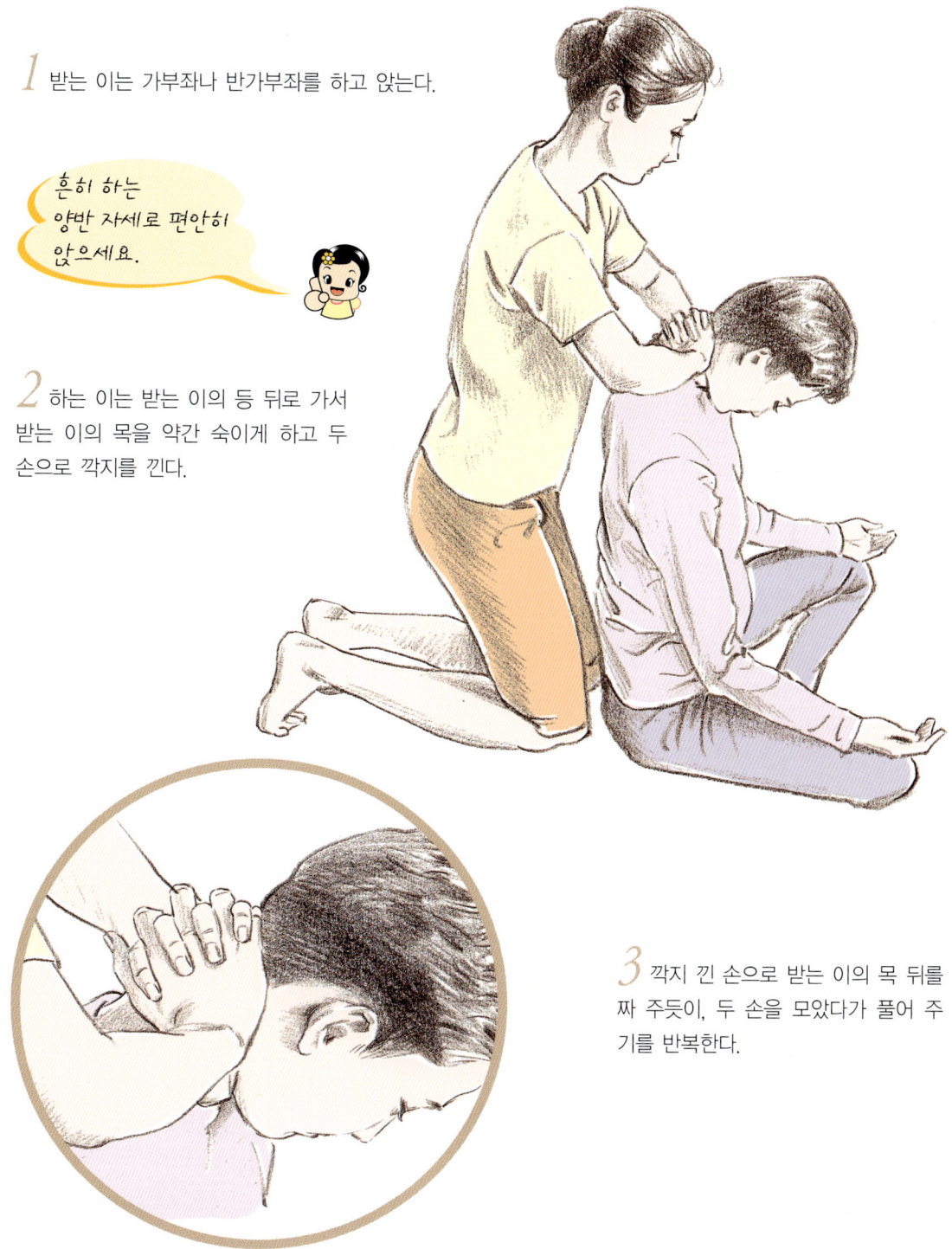

목과 어깨 근육 짜 주기

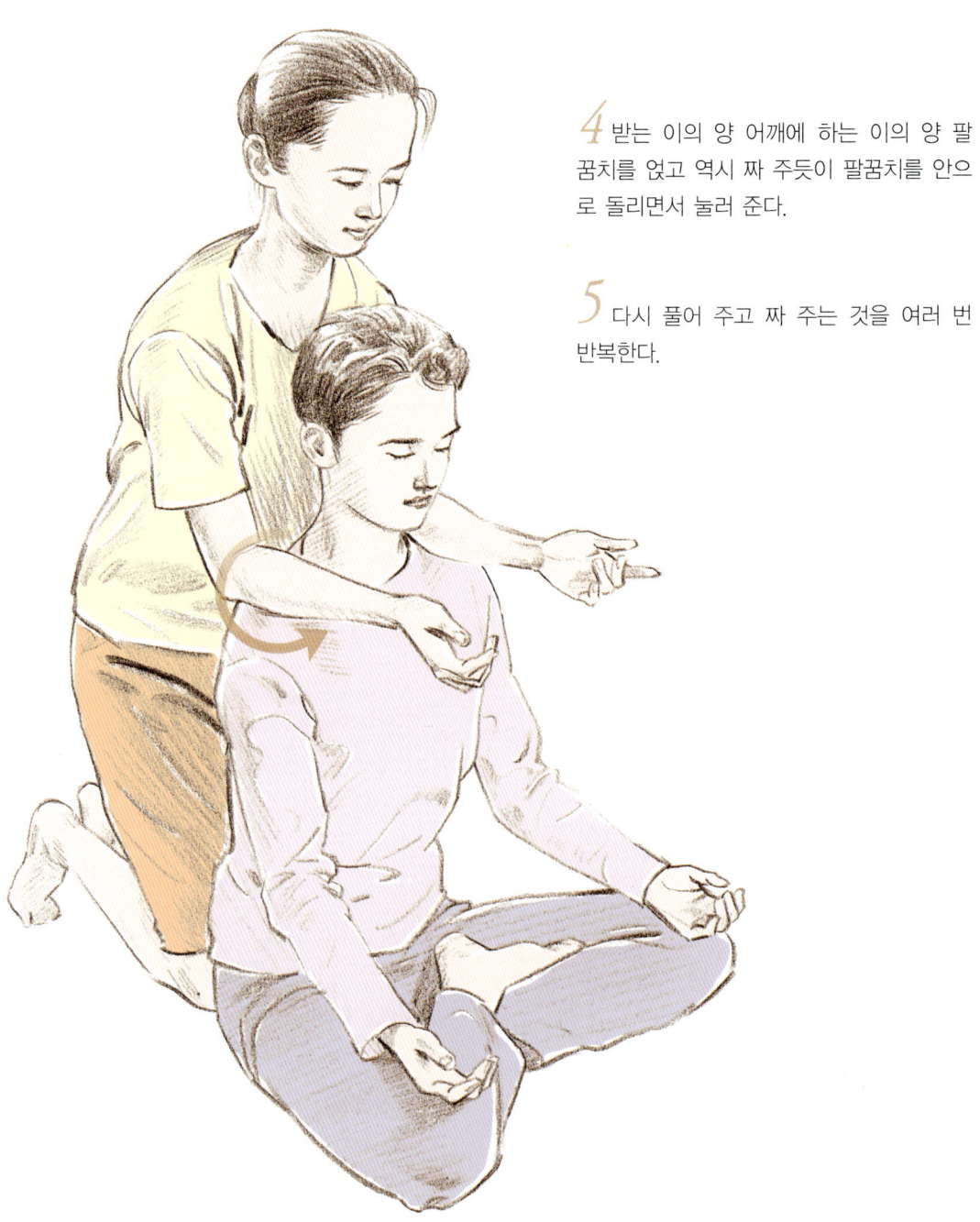

4 받는 이의 양 어깨에 하는 이의 양 팔꿈치를 얹고 역시 짜 주듯이 팔꿈치를 안으로 돌리면서 눌러 준다.

5 다시 풀어 주고 짜 주는 것을 여러 번 반복한다.

2. 어깨 근육 풀고 당기기

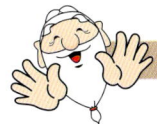
만질 때
엄지 손가락으로 누르기, 양 손 깍지 껴 풀어 주기

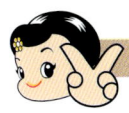
효과
피로회복, 심장병, 팔과 어깨의 통증

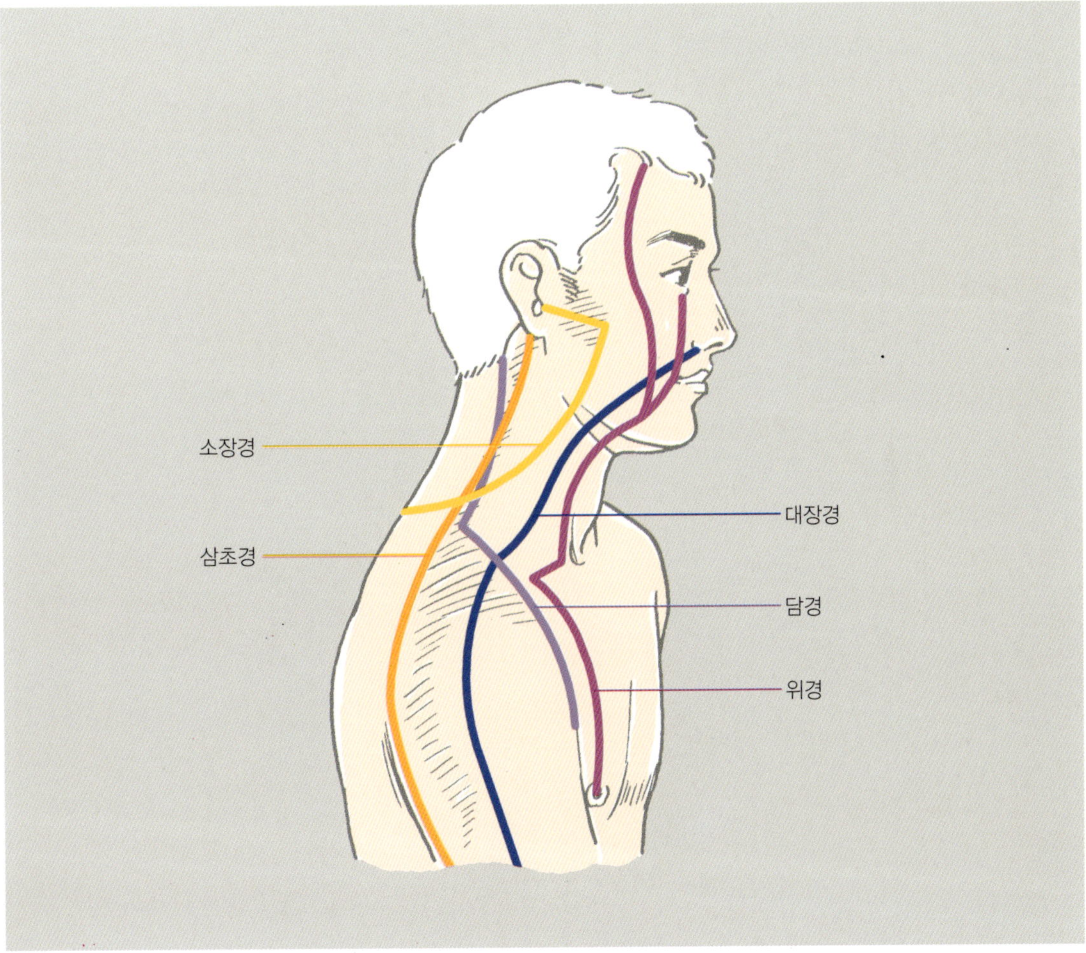

- 소장경
- 삼초경
- 대장경
- 담경
- 위경

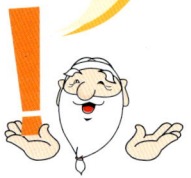

받는 이는 옆으로 눕고 한쪽 팔로 머리를 받치는 것이 좋습니다.

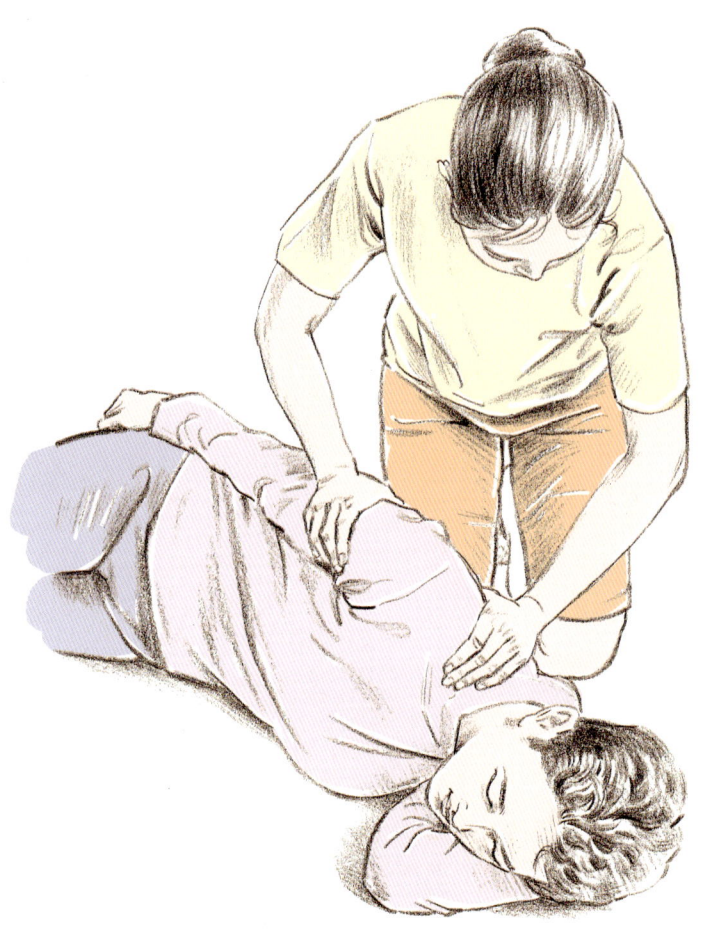

1 하는 이는 오른손으로 어깨를 위에서 아래로 눌러 고정시키고 왼손으로 받는 이의 어깨 근육을 꽉 쥐었다 놓아 주면서 주무른다.

2 오른손으로 어깨를 고정시키고 어깻죽지의 움푹 들어간 부분을 엄지 손가락으로 눌러 준다.

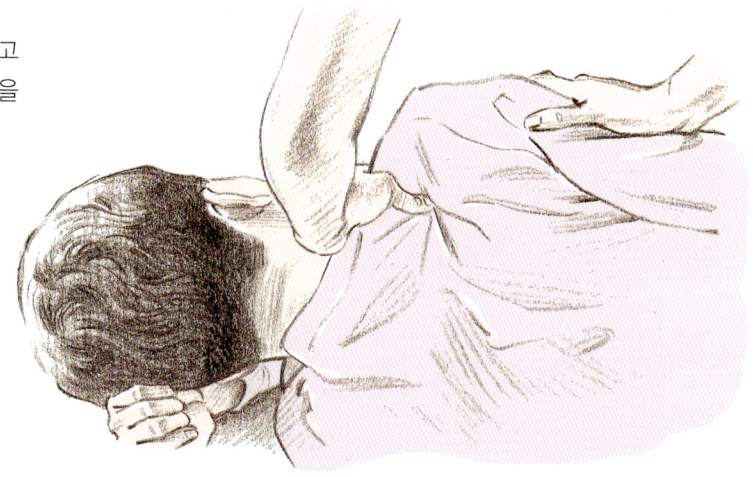

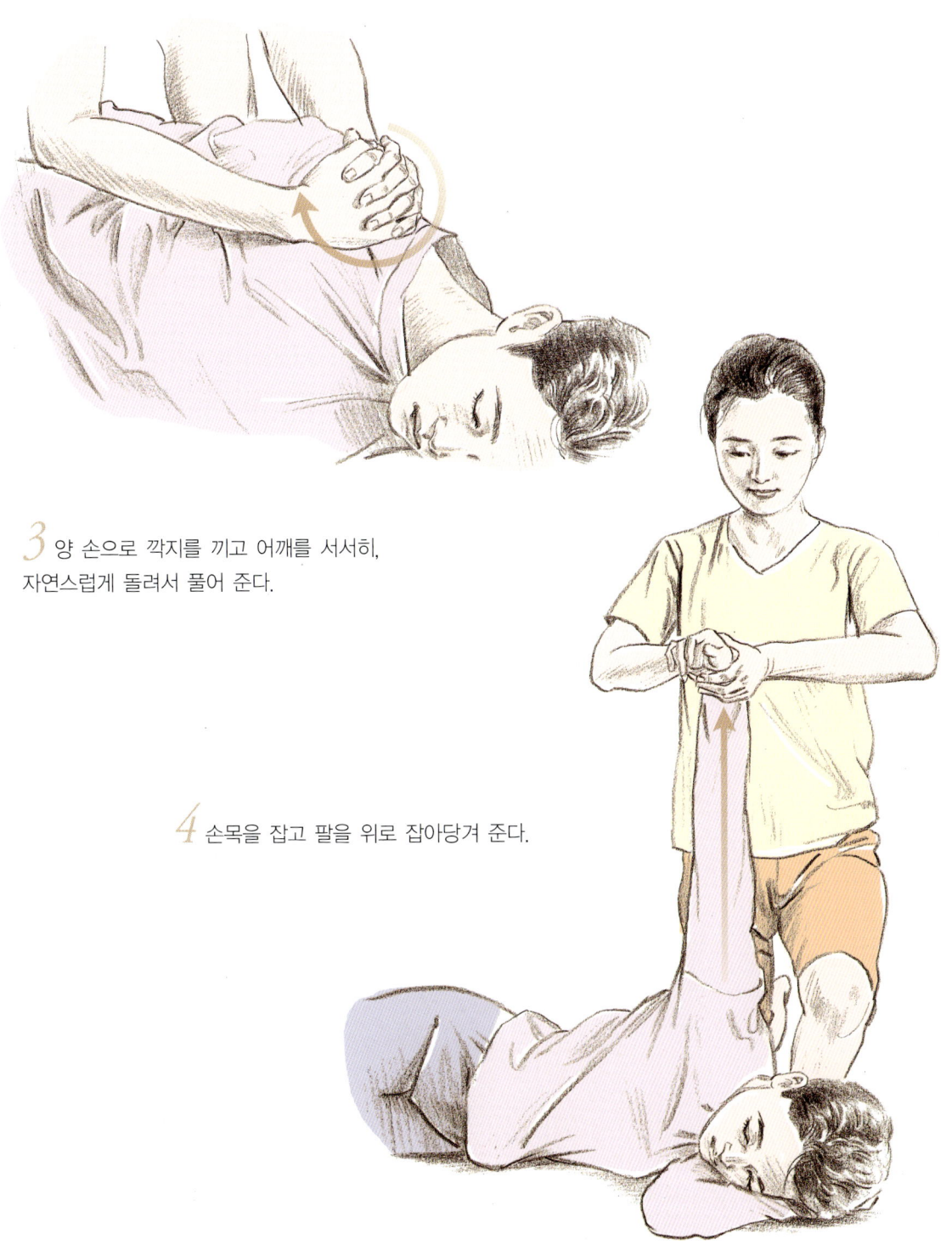

3 양 손으로 깍지를 끼고 어깨를 서서히, 자연스럽게 돌려서 풀어 준다.

4 손목을 잡고 팔을 위로 잡아당겨 준다.

어깨 근육 풀고 당기기 79

3. 허벅지 바깥쪽 풀기

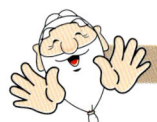
만질 때
엄지 손가락으로 눌러 주기

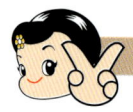
효과
신경통, 무릎 관절통, 하지마비, 반신불수

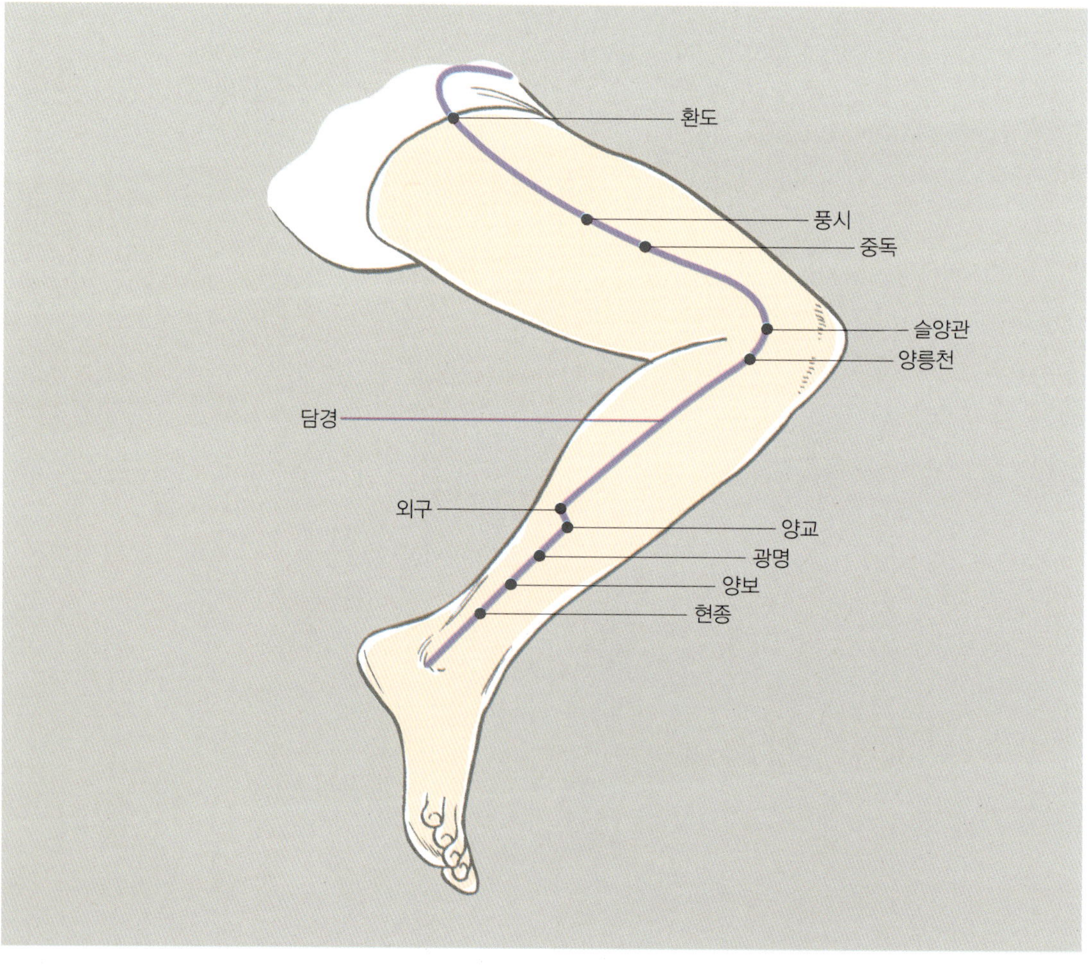

- 환도
- 풍시
- 중독
- 슬양관
- 양릉천
- 담경
- 외구
- 양교
- 광명
- 양보
- 현종

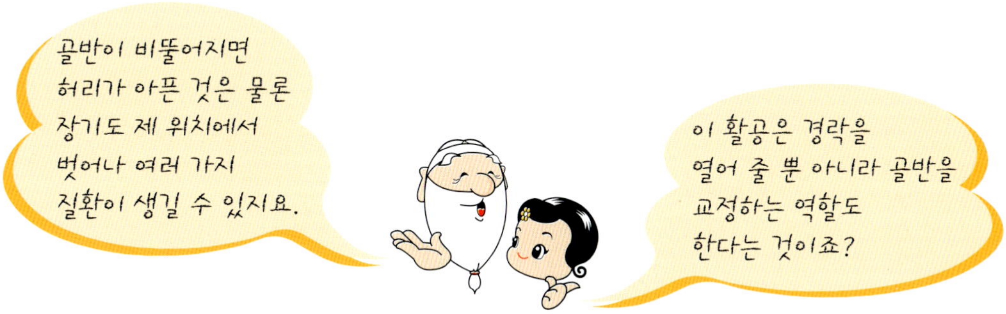

골반이 비뚤어지면 허리가 아픈 것은 물론 장기도 제 위치에서 벗어나 여러 가지 질환이 생길 수 있지요.

이 활공은 경락을 열어 줄 뿐 아니라 골반을 교정하는 역할도 한다는 것이죠?

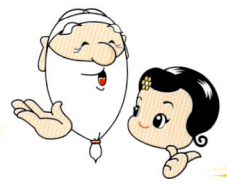

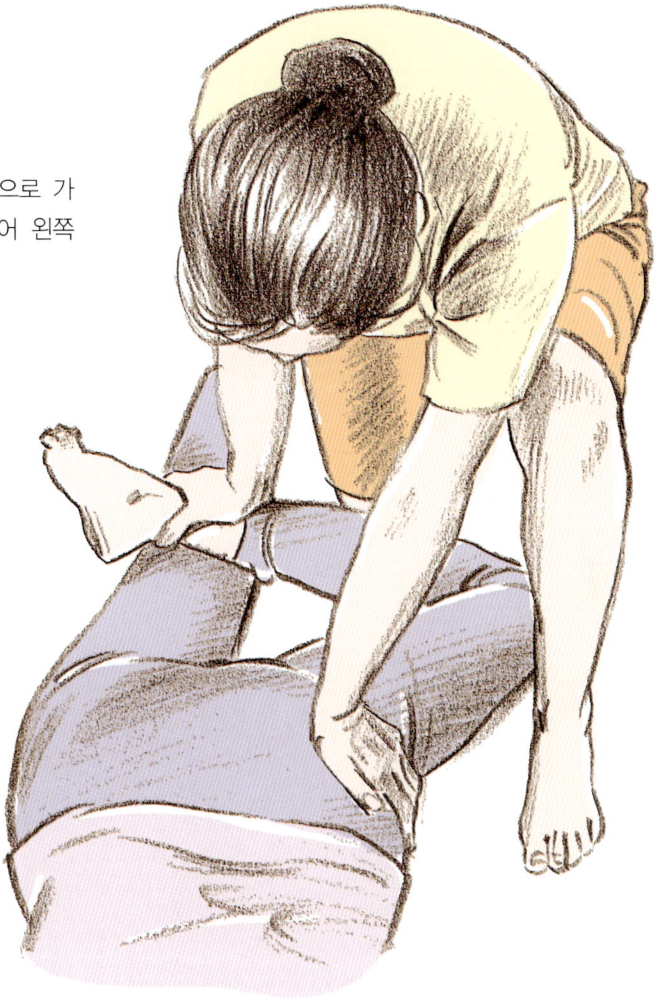

1 하는 이는 받는 이의 발쪽으로 가서 받는 이의 오른쪽 발을 들어 왼쪽 오금에 오게 한다.

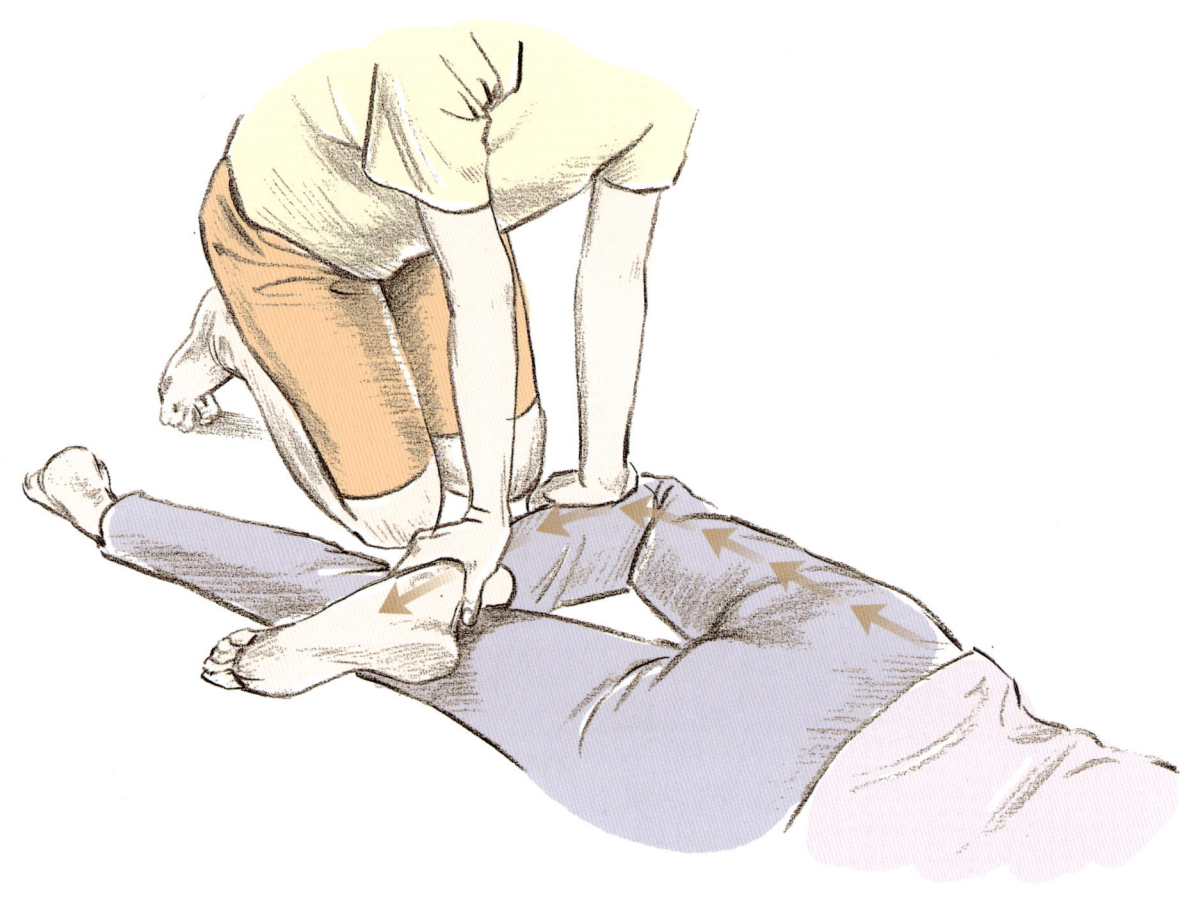

2 왼손으로 받는 이의 오른쪽 발목을 잡은 상태에서 다른 손으로 다리 바깥쪽을 허벅지에서 무릎까지, 무릎에서 발목까지 눌러 준다.

3 2회 반복하고 나서 반대로 바꾸어 한다.

4. 옆으로 누운 자세에서의 담경 활공

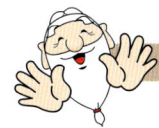

만질 때

엄지손가락으로 누르기, 주물러 주기, 손바닥으로 비벼 주기

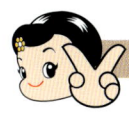

효과

좌골신경통, 오한, 관절염, 담낭염, 편두통

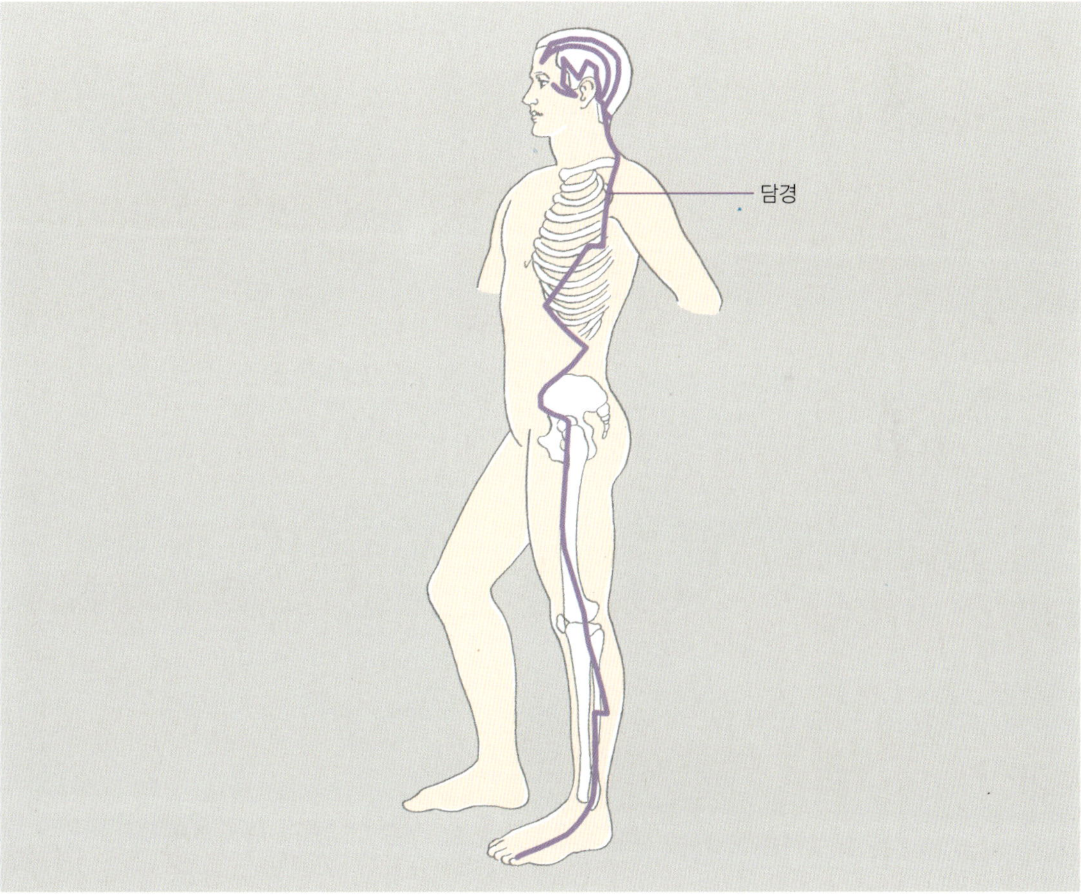

담경

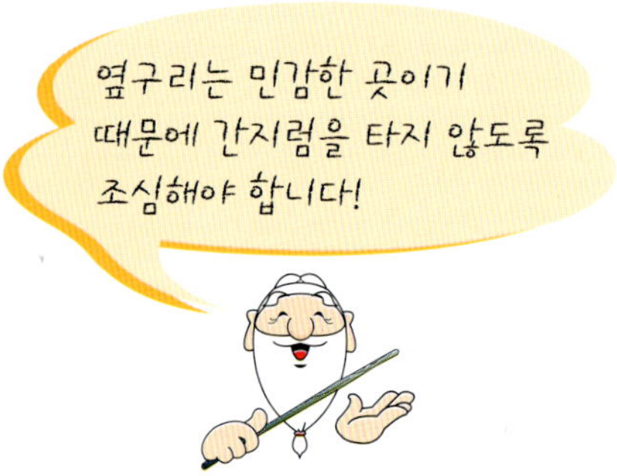

옆구리는 민감한 곳이기 때문에 간지럼을 타지 않도록 조심해야 합니다!

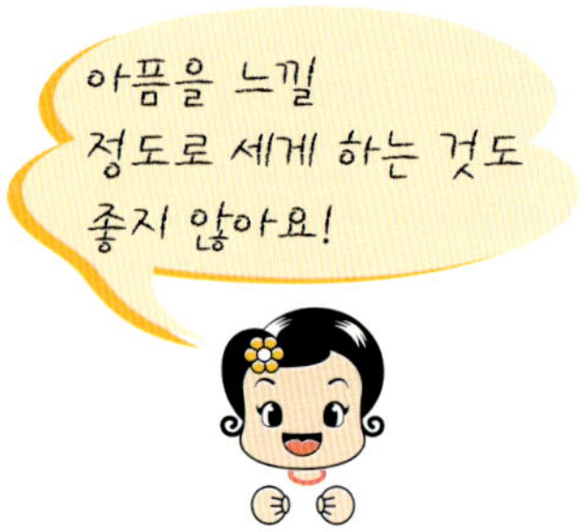

아픔을 느낄 정도로 세게 하는 것도 좋지 않아요!

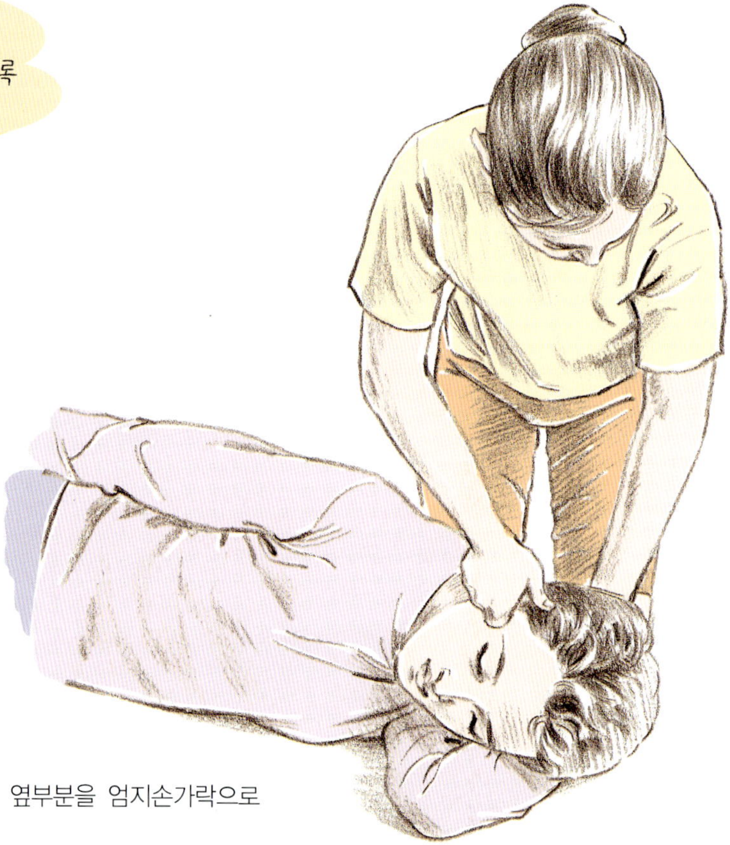

1 받는 이를 옆으로 눕혀 머리의 옆부분을 엄지손가락으로 눌러 준다.

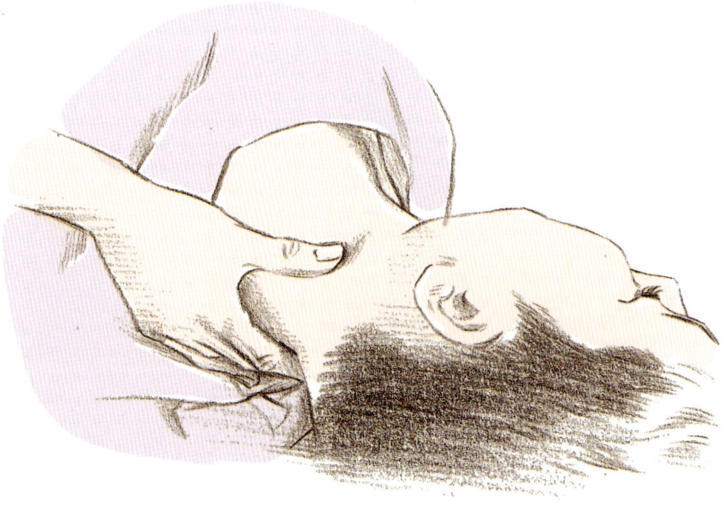

2 목덜미를 잡고 풀어 준다.

3 어깨선 부위를 엄지손가락으로 눌러 준다.

4 겨드랑이와 몸통 부위를 손바닥으로 주무르듯 비벼 준다. 이때 너무 세게 해서 아프게 하거나 너무 약하게 해서 간지럼을 타지 않도록 한다.

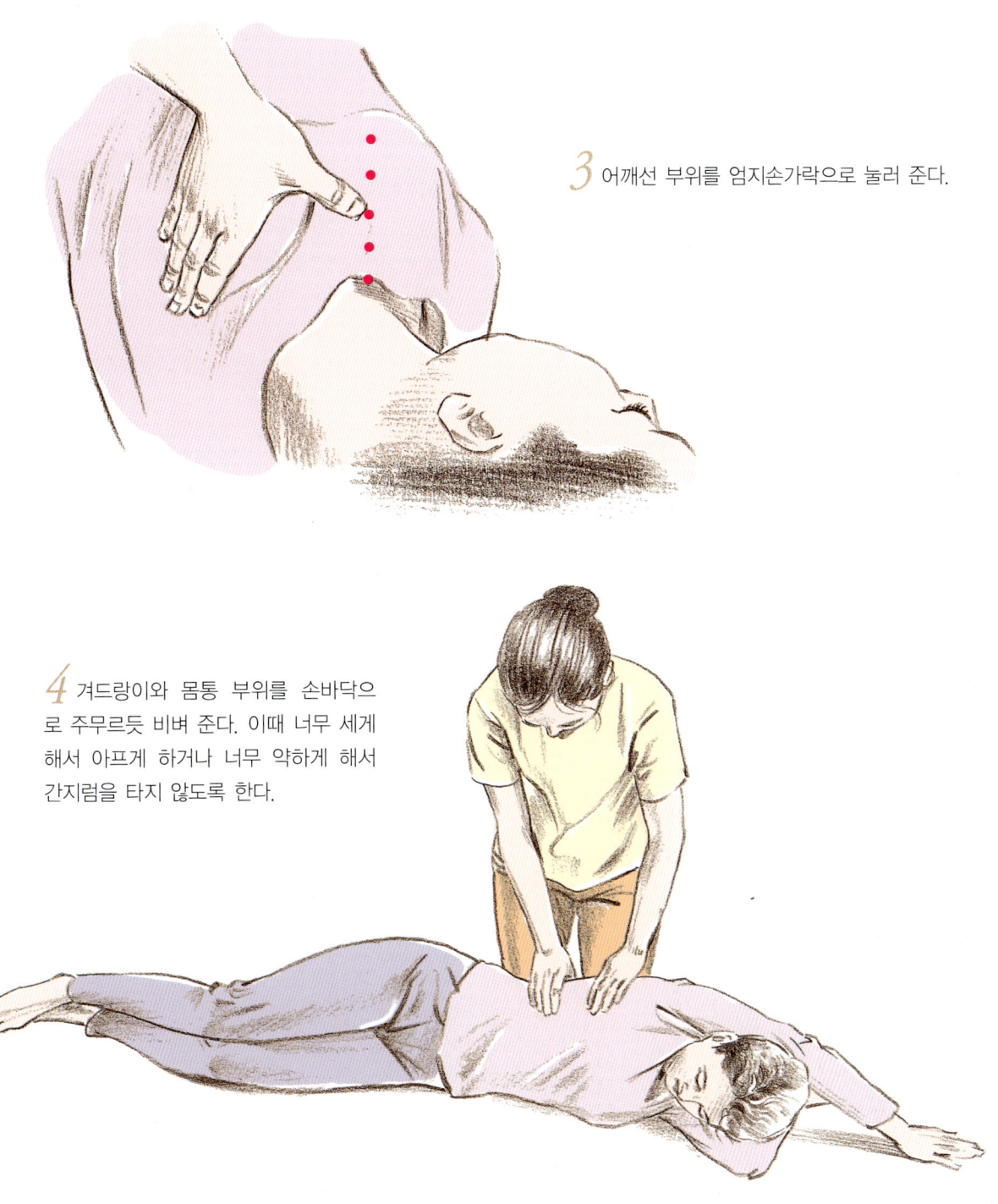

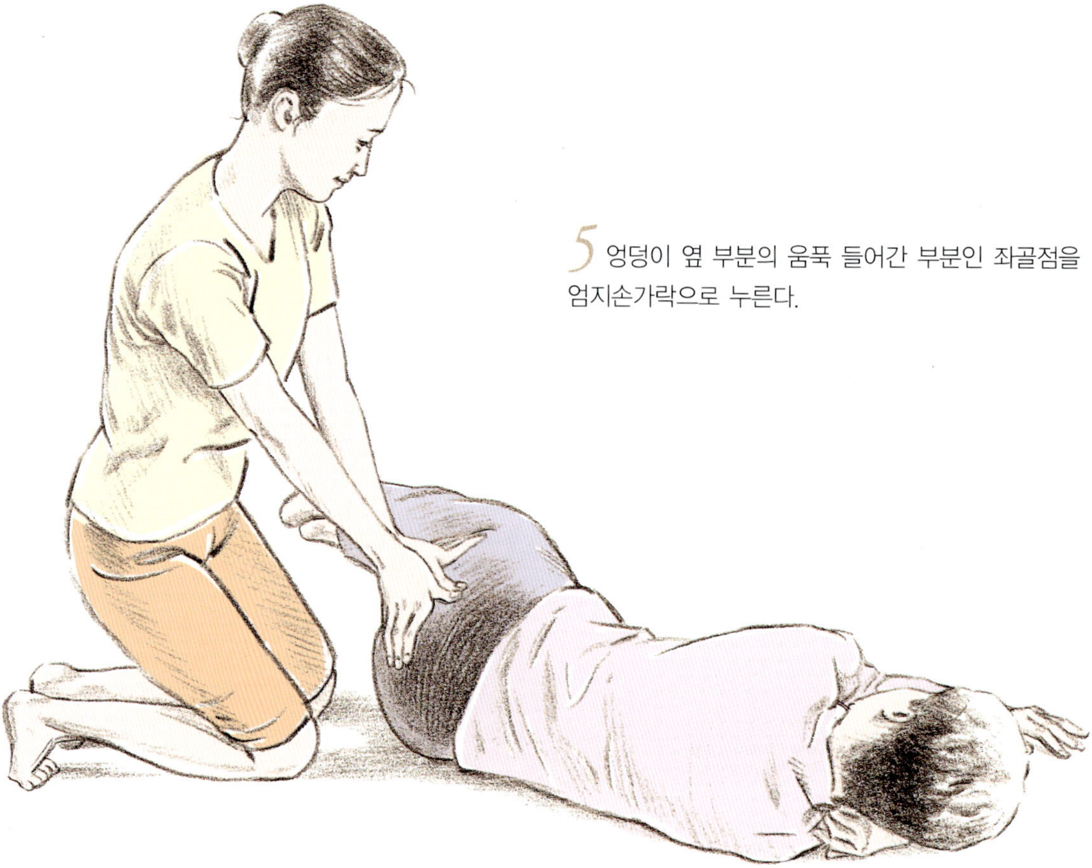

5 엉덩이 옆 부분의 움푹 들어간 부분인 좌골점을 엄지손가락으로 누른다.

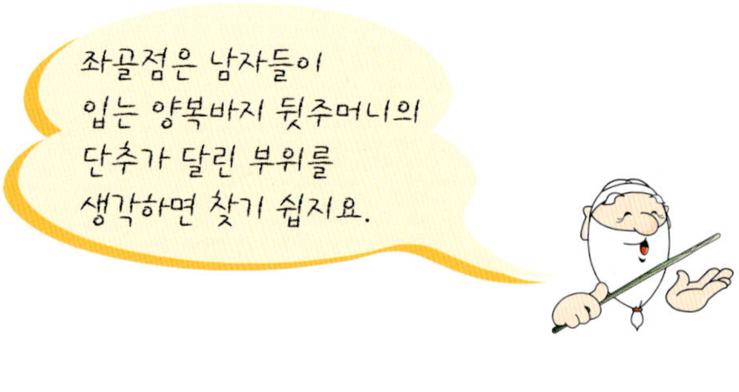

좌골점은 남자들이 입는 양복바지 뒷주머니의 단추가 달린 부위를 생각하면 찾기 쉽지요.

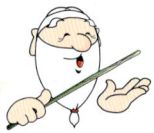

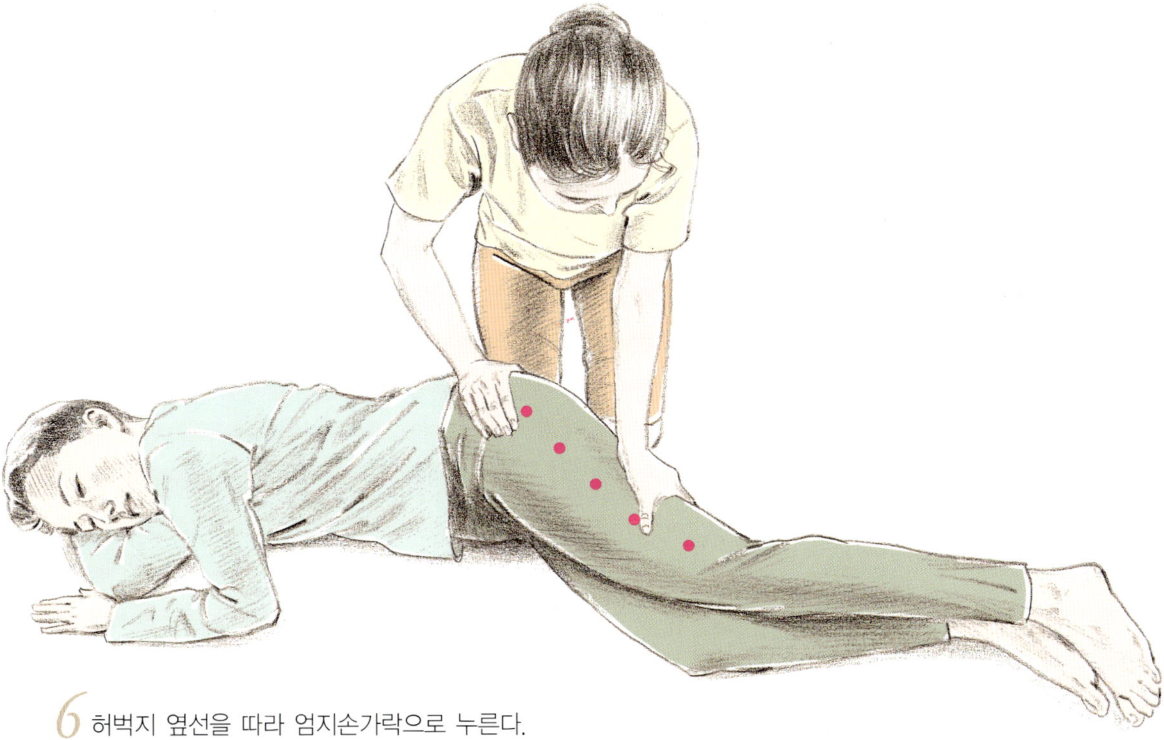

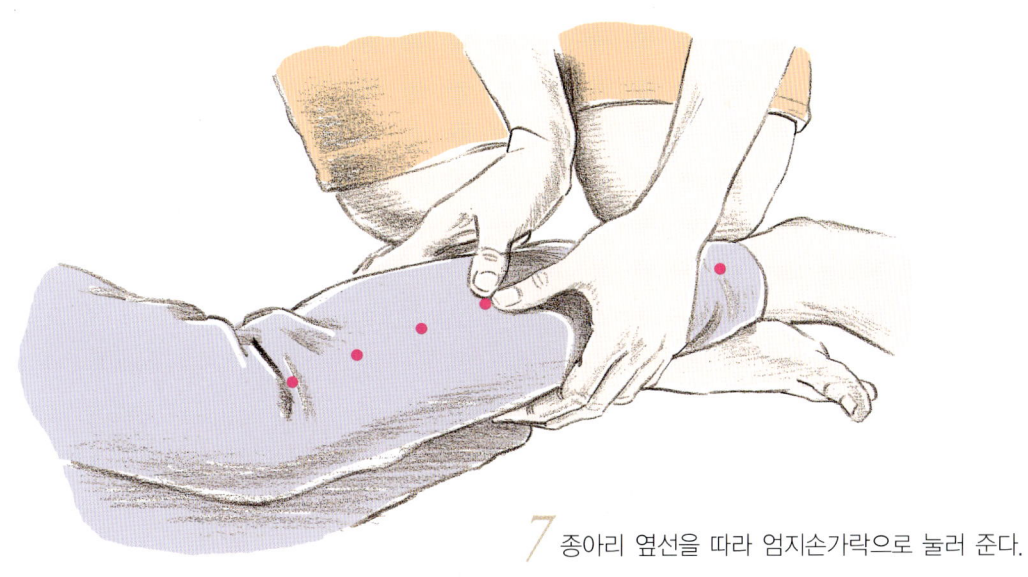

6 허벅지 옆선을 따라 엄지손가락으로 누른다.

7 종아리 옆선을 따라 엄지손가락으로 눌러 준다.

5. 엉덩이 옆선 두드려 주기

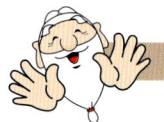
만질 때
주먹으로 두드리기

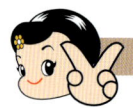
효과
좌골신경통, 허리 아픔, 하지마비, 각기병

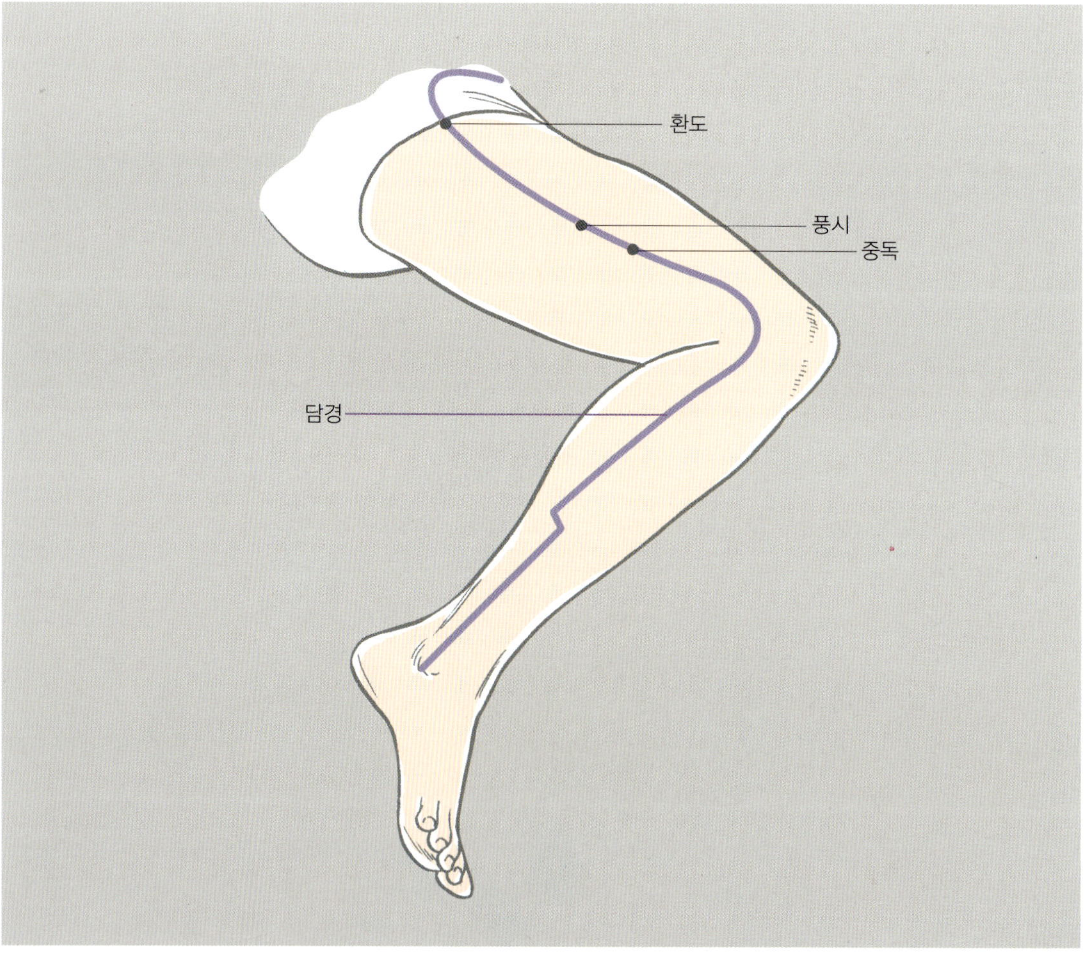

- 환도
- 풍시
- 중독
- 담경

1 엉덩이 옆부분과 허벅지의 담경이 흐르는 부위를 주먹으로 두드려 준다.

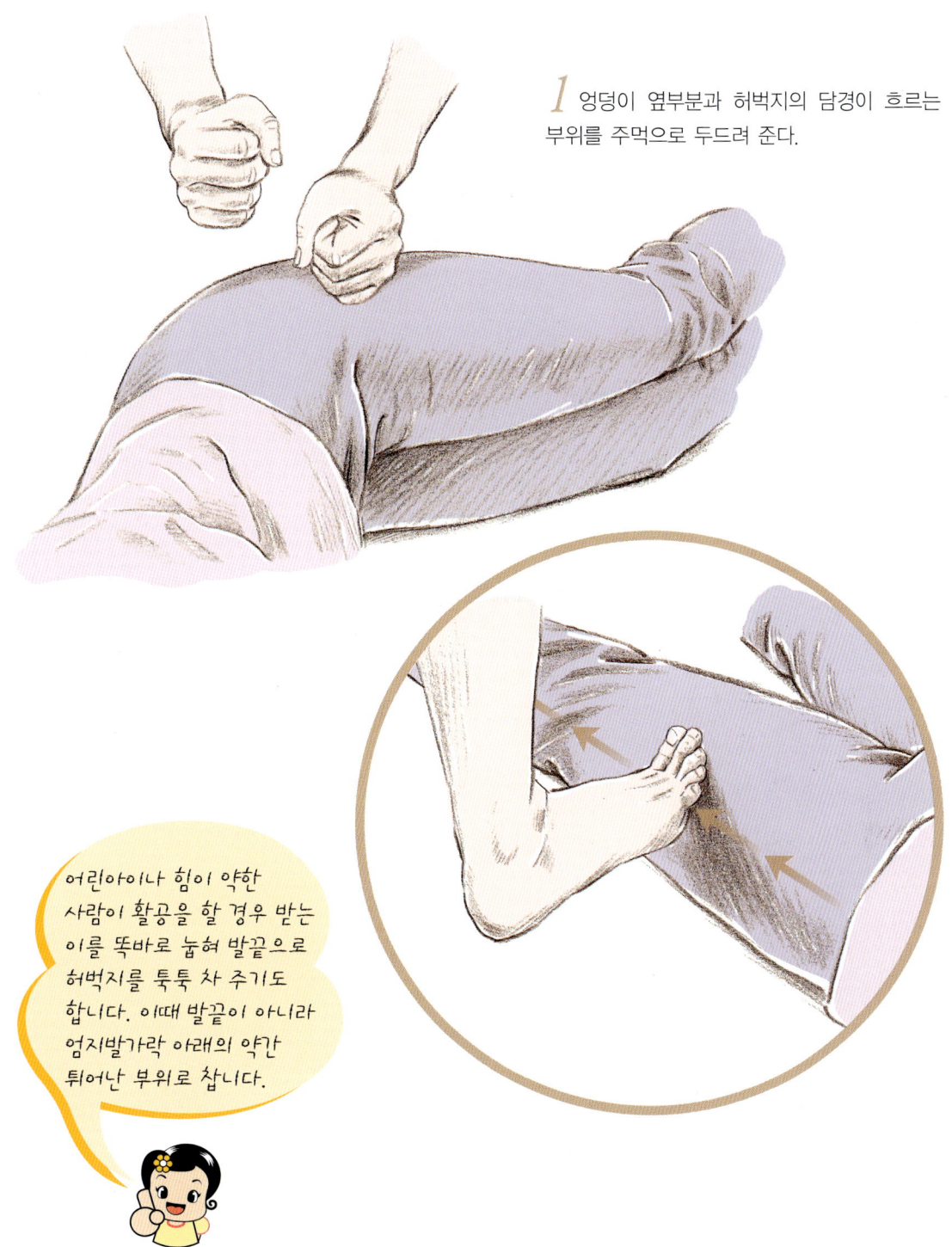

> 어린아이나 힘이 약한 사람이 활공을 할 경우 받는 이를 똑바로 눕혀 발끝으로 허벅지를 툭툭 차 주기도 합니다. 이때 발끝이 아니라 엄지발가락 아래의 약간 튀어난 부위로 찹니다.

엉덩이 옆선 두드려 주기

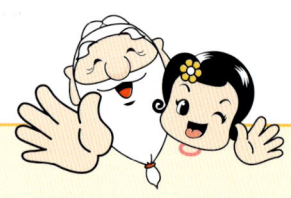

받는 이가 의자에 앉았을 때!

직장에서 오후에 몸이 나른해질 때 동료 간에 서로 활공을 주고 받으면 몸과 마음이 개운해질 것이다. 앉아서 활공을 할 경우 다리나 몸통 앞부분을 충분히 활공하기란 힘들다. 그러나 어깨, 팔, 머리, 손바닥만 잘 활공해도 충분한 효과를 얻을 수 있다.

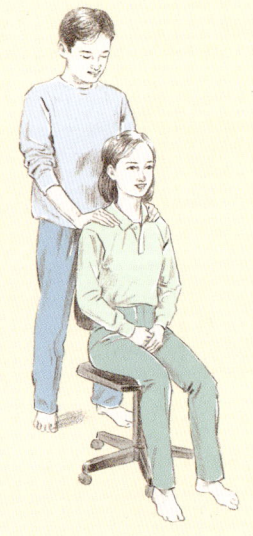

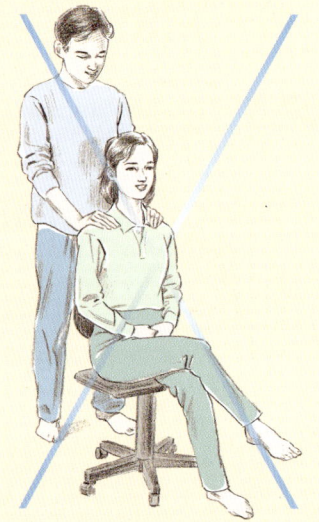

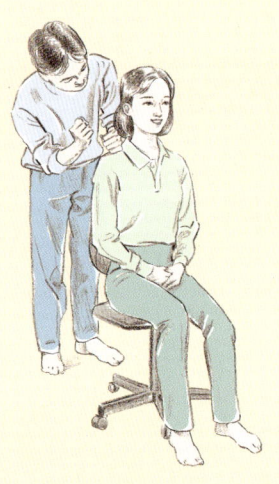

1 하는 이는 등뒤로 가서 어깨를 주무르는 것부터 시작한다.

2 이때 받는 이는 몸의 힘을 빼고 자세는 바로 세우는 것이 좋다. 다리를 꼬거나 하는 것은 좋지 않다.

3 어깻죽지(견갑골)를 활공할 때는 받는 이가 엎드렸을 때와 같은 요령으로 하면 된다.

4 등뼈를 누를 때 받는 이의 상체가 자꾸만 앞으로 쏠려 힘들 것이다. 이때는 엄지손가락으로 누르는 것보다 가볍게 손바닥이나 주먹 쥔 손으로 등을 토닥거리듯 두드려 준다. 받는 이가 몸이 허할 때는 그냥 등 전체를 쓸어 주기만 해도 좋다.

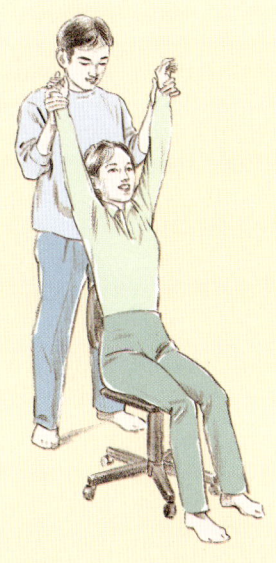
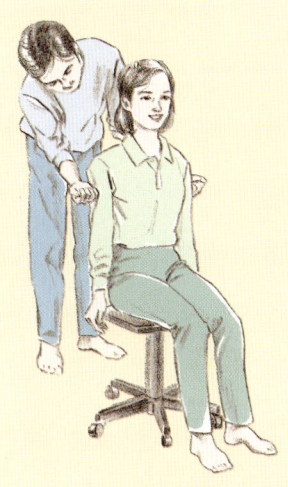
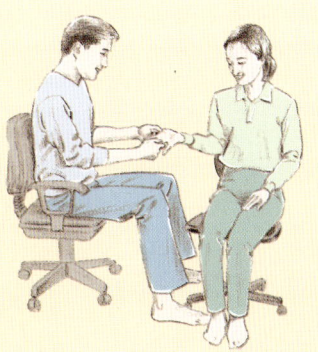

7 하는 이도 의자에 앉아 손바닥 활공을 해 준다. 이때 정면보다 약간 옆으로 앉으면, 하는 이도 받는 이도 편안한 자세가 된다.

5 팔을 양 손으로 들어 위로 쭉 당겨 준다. 이런 방식으로 스트레칭을 잘 하면 긴장과 피로가 풀려 온몸에 기운이 원활하게 흐르게 된다.

6 팔을 늘어뜨린 자세에서 그대로 팔의 옆선을 따라가면서 두드려 준다.

8 다시 뒤로 가서 머리를 톡톡 두드려 주고 쓸어 준다. 머리를 등받이에 기대게 하고 약식으로 뇌활공을 해 줄 수도 있다.

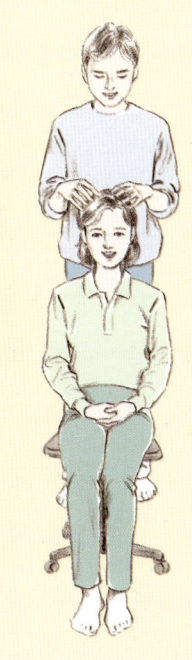

앉은 자세에서 활공할 때는 엎드리거나 누워서 할 때와 같은 요령으로 하되 상체가 앞뒤나 옆으로 쏠리지 않도록 균형을 잘 잡아가면서 하면 된다. 특히 손활공을 잘 활용하는 것도 요령!

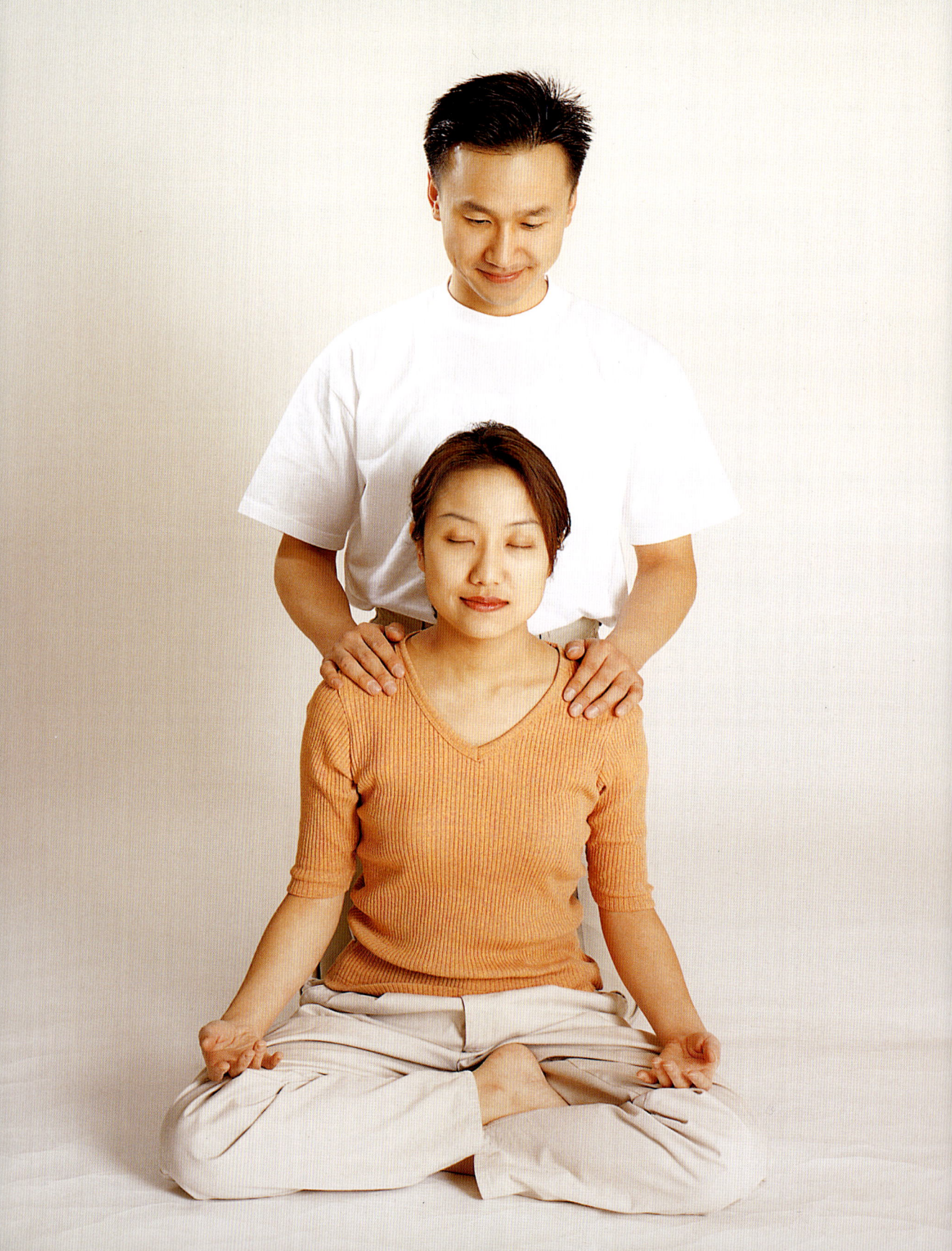

제 12 장

숙련된 이를 위하여

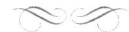

1. 우리 몸은 작은 우주

2. 음양오행과 경락

3. 관찰하기

4. 보사법

5. 숙련된 이를 위한 약손 만들기

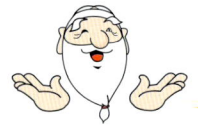

> 이 장은 활공의 달인이 되고자 하는 이들을 위한 내용입니다. 그러나 잊지 마세요. 활공의 핵심은 '사랑주기'에 있다는 것!

활공에 남다른 관심이 있는 이들을 위해 간단한 한의학적 상식들을 설명하고자 한다. 그러나 활공에 대해 이론적으로 더 많이 알기 전에 활공을 받는 상대방과 자기 자신에 대한 사랑을 가지는 것이 무엇보다 중요하다. 활공을 하는 이의 능력이 아무리 뛰어나다 해도 그 능력을 자신의 이익을 위해서만 쓴다거나 상대방에 대한 배려 없이 기술적으로만 사용한다면 이는 진정한 활공이라 할 수 없다. 활공의 핵심은 사랑주기라는 것을 늘 염두에 두고 다음에 설명하는 내용을 잘 활용한다면 당신도 활공을 능숙하게 해낼 수 있을 것이다.

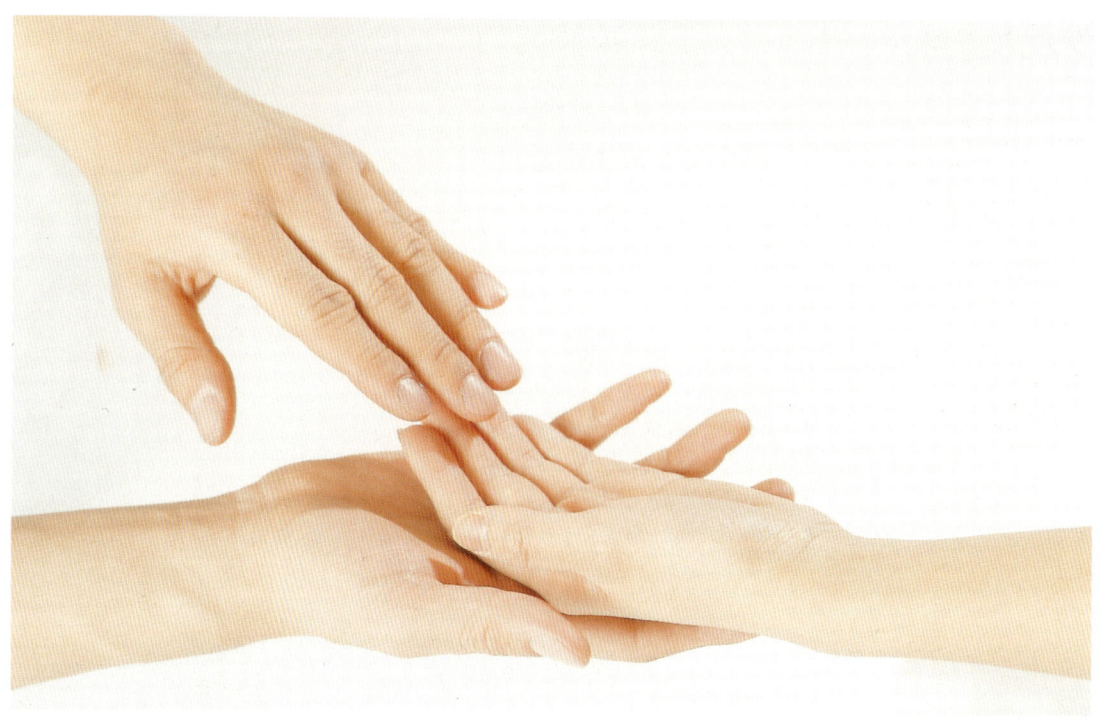

1. 우리 몸은 작은 우주

1) 음양오행

옛부터 우리 나라를 비롯한 동양에서는 음양陰陽의 조화와 오행五行의 움직임이 우주 삼라만상을 만들어 낸다고 보았으며 우리 몸도 작은 우주라고 보았다. 음양에서 음의 성질을 예로 들자면 여성, 차가움, 어두움, 공간, 탁함 등이다. 반대로 양은 남성, 뜨거움, 밝음, 시간, 맑음 등을 나타낸다. 이 둘은 어느 것이 좋고 나쁜 것이 아니라 서로가 얽히고 설켜 조화를 이룬다. 예를 들어 음에 해당하는 밤이 있어야 양에 해당하는 낮이 있고, 음에 해당하는 땅이 있어야 양에 해당하는 하늘이 있을 수 있는 것이다.

오행이란 수화목금토를 말한다. 축축하고 아래로 흐르는 것은 수(水:물)이며, 위로 향하며 타오르는 것은 화(火:불), 휠 수 있고 똑

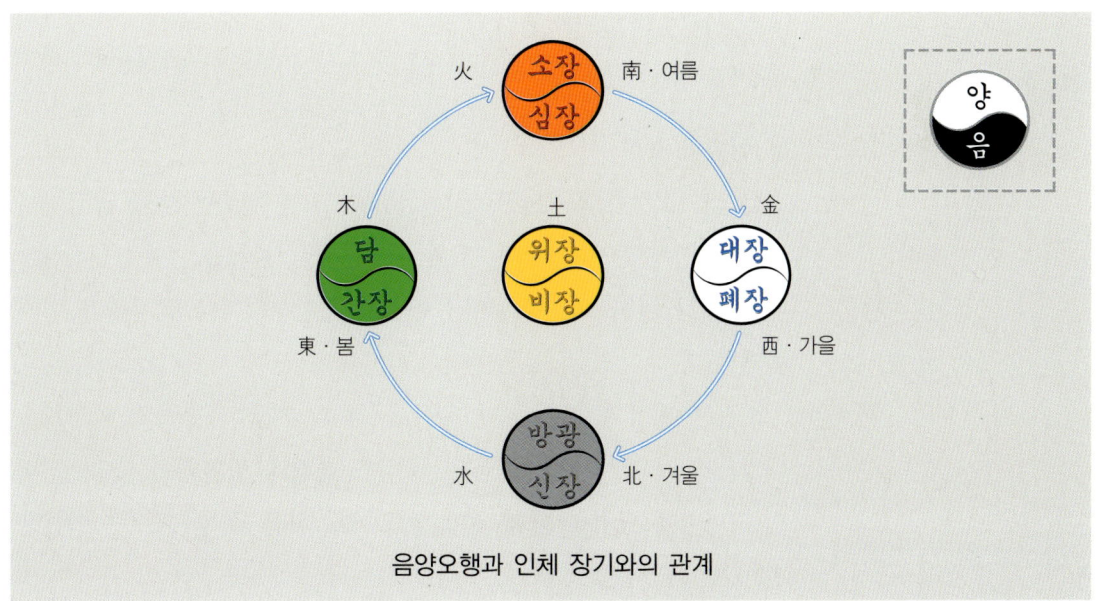

음양오행과 인체 장기와의 관계

바른 것은 목(木:나무), 단단하고 차가운 것은 금(金:쇠붙이), 씨를 뿌려 수확하는 것은 토(土:흙)이다.

2) 오행과 장부

인체의 오장을 주관하는 것은 음경락이고, 육부를 주관하는 것은 양경락이다. 오장육부는 다시 각각에 해당하는 오행을 가진다.
각 장부는 다음과 같은 역할을 한다.

① 비장과 위장

비장과 위장은 토에 해당된다. 비장은 피를 만들고 기와 음식물의 에너지를 폐로 올려보낸다. 비장에 이상이 생기면 소화기 질환, 영양실조 등이 생길 수 있다. 위장은 음식물을 받아 순수한 부분을 비장으로 보내고 불순한 부분은 소장으로 보낸다. 위의 경락이 막히면 소화불량, 설사 등이 올 수 있다. 위장과 비장은 영양분을 섭취한 후 함께 살을 만드는 일을 한다. 무슨 일이나 우물쭈물하고, 생각만 너무 앞서는 사람들은 이 경락에 탈이 있다.

② 심장과 소장

심장과 소장은 화에 해당된다. 심장은 모든 혈관에 피를 공급하며 피가 도는 것을 주관한다. 또한 심장은 정신활동을 주관한다. 심장의 화기가 과하거나 부족하면 마음이 불안해지거나 꿈자리가 어지럽게 된다.

소장은 비장과 위에서 내려온 음식물의 기를 흡수하고 찌꺼기를 대장으로 보내 배설하게 한다. 소장은 심장과 연결되어 있다. 성격이 지나치게 싱거워 화를 내야 할 일에도 화를 낼 줄 모르는 이들은 이 경락에 문제가 있을 수 있다.

③ 간과 담(쓸개)

간과 쓸개는 목에 해당된다. 간은 혈을 저장하고 기를 부드럽게 한다. 또한 우리 몸을 유지하고 보호하며 해독작용을 한다. 간에 이상이 있으면 근육의 신축작용에 이상이 생긴다. 또한 간의 경락과 이어져 있는 생식기, 젖가슴, 눈, 귀, 머리 등이 아플 수 있으며 출혈이나 생리불순 등도 나타날 수 있다.

담은 간의 경락과 연결되어 있다. 담은 소화를 돕는 기관으로 담즙을 분비하고 간을 돕는다. 담에 이상이 생기면 입이 쓰고 옆구리가 아플 수 있다. 30분에 한 번씩 화를 내는 사람들은 이 경락에 탈이 있다. 이런 사람들은 좀처럼 분노를 누그러뜨리지 못한다.

④ 폐와 대장

폐와 대장은 금에 해당된다. 폐는 공기 중의 기를 받아들여 경락을 통해 순환시킨다. 심장을 도와 피가 잘 돌도록 하고 피부로 수분을 발산한다. 폐에 이상이 생기면 왠지 힘이 없고 나른해진다. 온몸 곳곳에 기를 잘 보내지 못하기 때문이다. 대장은 소장에서 내려온 음식물의 찌꺼기를 배설하는 역할을 한다. 대장에 이상이 생기면 변비, 복통, 설사 등이 있을 수 있다. 안해도 되는 괜한 걱정을 한다거나 항상어떤 고민이든 혼자서 안고 사는 사람들은 이 경락에 탈이 있다.

오행	목	화	토	금	수	상화相火(火를 보조하는 역할)
오장(음)	간(궐음)	심(소음)	비(태음)	폐(태음)	신장(소음)	심포(궐음)
육부(양)	담(소양)	소장(태양)	위(양명)	대장(양명)	방광(태양)	삼초(소양)
흐르는 곳	다리	팔	다리	팔	다리	팔

오장육부와 경락의 관계

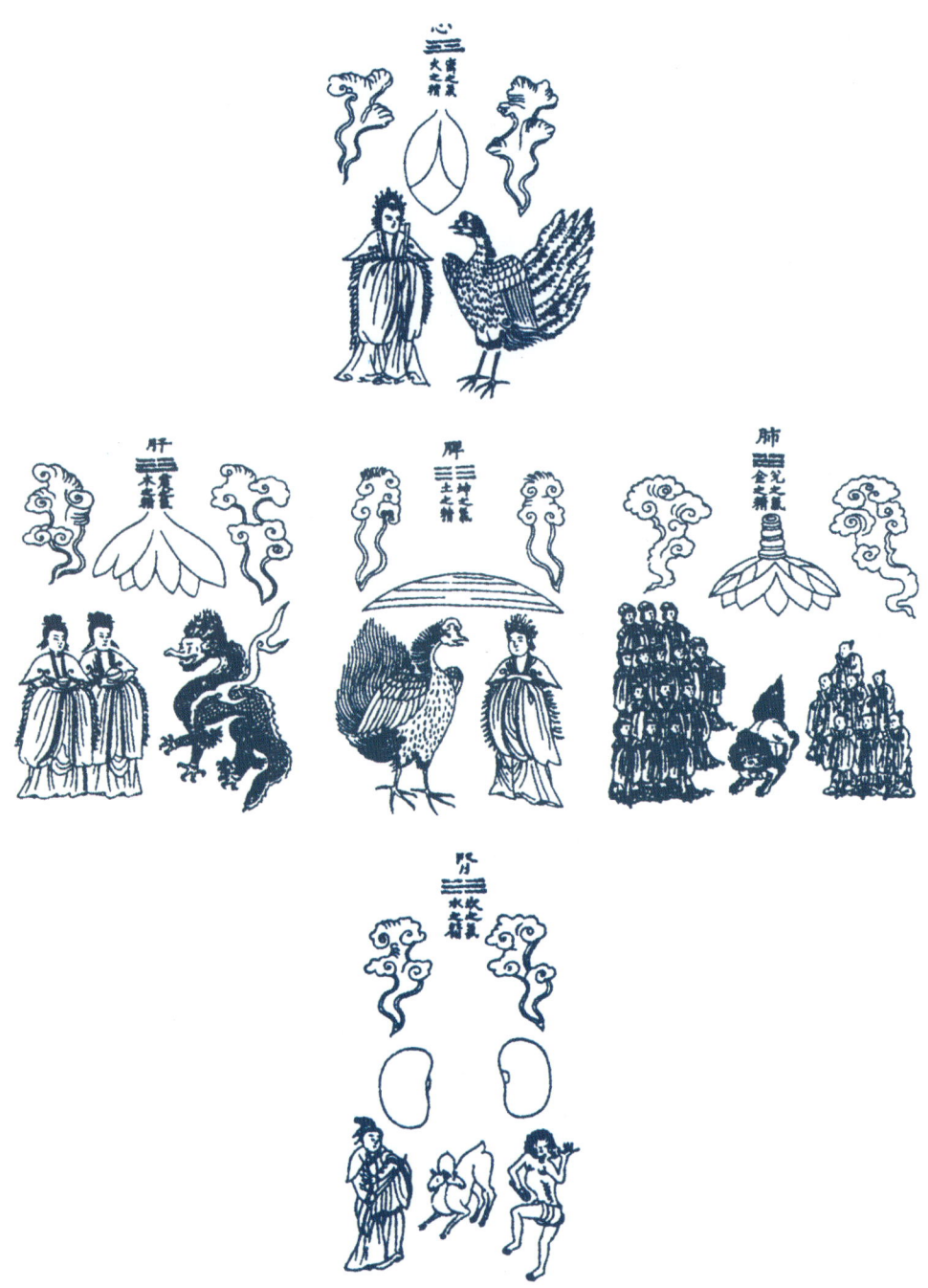

조선시대 의학 백과사전인 《의방유취醫方類聚》에서 묘사한 몸 안의 오장.
우리 몸의 장기마다 그 장기를 주관하는 신神이 있다고 보았다.

⑤ 신장과 방광

신장과 방광은 수에 해당된다. 신장에는 태어나면서 가지는 원기(정精:순수한 에너지)가 보관되어 있어 신체의 발육, 생식에 영향을 미치며 뼈에도 연관된다. 신장에 이상이 생기면 어린이의 경우 키가 잘 자라지 않고 어른의 경우에는 생식기 질환이나 청각 질환 등이 올 수 있다.

방광은 몸의 불필요한 액체를 저장했다가 내보내는 역할을 한다. 방광에 이상이 생기면 오줌소태, 혈뇨 등의 증상이 올 수 있다. 겁이 많아 놀이공원에서 롤러코스터나 바이킹을 못 타는 사람들은 이 경락에 탈이 있다.

⑥ 심포와 삼초

심포와 삼초는 이름과 쓰임새는 있지만 우리 몸에서 형태를 가진 장기로서 존재하지는 않는다. 화에 해당하지만 심장을 돕는 역할을 하기 때문에 상화相火라고 한다. 심포는 심장을 둘러싸고 있는 바깥 막으로서 심장과 폐를 거느리고 있다. 심장과 폐가 끊임없이 움직이면서 두 장기가 부딪혀 열로 타는 것을 막고 보호하는 작용을 한다.

삼초는 독립적인 기관이 아니라 가슴 부위의 상초, 윗배의 중초, 아랫배의 하초를 합하여 부르는 말이다. 하초는 위를 도와 몸을 보호하는 작용을 한다.

3) 오행의 상생상극 관계

오행은 서로 살려 주고 견제하는 작용을 통해 질서와 균형을 유지하는데 이것을 상생상극相生相剋 관계라 한다.

오행은 어느 한 가지 성질이 월등히 강하다거나 최고의 영향력을 행사하는 식으로 작용하지 않는다. 다섯 가지 성질 모두는 어느 성질을 살리는 성질을 가지면 반드시 다른 성질을 견제하는 성질을 가지고 있다.

① 상생관계 – 살리는 관계

목생화木生火 – 나무는 불을 타게 한다

나무는 불이 활활 타오르게 하는 작용을 한다. 우리 몸에서 보자면 목에 해당되는 간과 담이 피를 저장하고 뭉친 피를 잘 풀어 해독하면 화에 해당하는 심장과 소장도 제 기능을 할 수 있다는 말로 풀이된다.

화생토火生土 – 불은 흙을 생성한다

불탄 자리에 재가 남아 흙이 된다는 말이다. 화에 해당하는 심장과 소장은 사람의 몸에 기와 혈을 공급해 주는 역할을 한다. 기와 혈이 풍족할 때 토에 해당하는 비장과 위장의 움직임이 왕성해진다.

토생금土生金 – 흙에서 쇠가 나온다

흙에서 광물질인 쇠붙이가 나온다는 말이다. 토에 속하는 비장과 위장이 강하면 소화력이 좋아지니 금에 해당하는 폐와 대장이 좋아

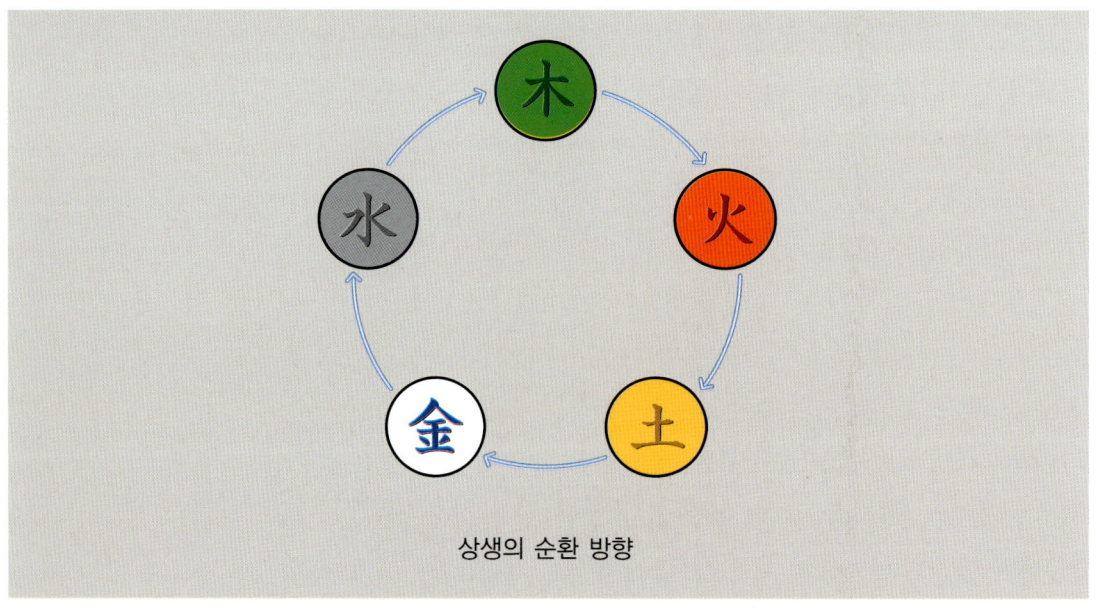

상생의 순환 방향

진다는 말로 풀이된다.

금생수 金生水 – 바위에서 물이 솟는다

물의 근원은 지하 깊숙한 암반이다. 땅밑 광물질에서부터 물이 솟는다. 금에 속하는 폐와 대장이 좋으면 수에 해당하는 방광과 신장의 배설과 생식 기능도 좋아진다.

수생목 水生木 – 물은 나무를 키운다

나무는 물을 빨아올려 생장한다. 수에 해당하는 신장과 방광이 간의 해독작용을 도와서 목에 해당하는 간과 쓸개의 기능이 좋아진다.

② 상극관계 – 견제하는 관계

목극토 木剋土 – 나무는 흙을 견제한다

나무는 흙을 이용해 그 양분으로 산다. 목에 해당되는 간과 쓸개의 기운이 너무 강해 탈이 나면 토에 해당하는 비장과 위장의 기운을 쳐서 소화기관이 약해지게 된다.

금극목 金剋木 – 쇠는 나무를 견제한다

도끼나 톱같은 쇠붙이는 나무를 자르고 베는 데 사용하듯이 금기운은 목기운을 견제한다. 금에 해당되는 폐와 대장에 탈이 나면 목에 해당되는 간과 쓸개에도 영향이 미친다. 폐가 온몸에 기를 제대로 보내지 못하고 대장이 찌꺼기를 잘 배설하지 못하면 간도 해독작용을 제대로 하기가 힘들다.

수극화 水剋火 – 물은 불을 이긴다

불은 물이 닿으면 사그라든다. 수에 해당하는 신장, 방광에 탈이 나면 그 영향을 화에 해당하는 심장과 소장이 받는다. 신장과 방광에 이상이 생기면 혈압이 갑자기 오르거나 심장마비가 올 수도 있다.

화극금火剋金 - 불은 쇠붙이를 이긴다

불은 쇠붙이를 녹인다. 같은 이치에 따라 화에 해당하는 심장과 소장에 이상이 생기면 금에 해당하는 폐와 대장에 영향을 주어 호흡 기능장애나 변비가 생길 수 있다.

토극수土剋水 - 흙은 물을 삼킨다

바다를 흙으로 매립하듯 흙은 물을 삼키는 역할을 한다. 토에 해당하는 비장과 위장에 이상이 생기면 신장과 방광에도 이상이 생겨 생식기 장애나 귓병 등이 생길 수 있다.

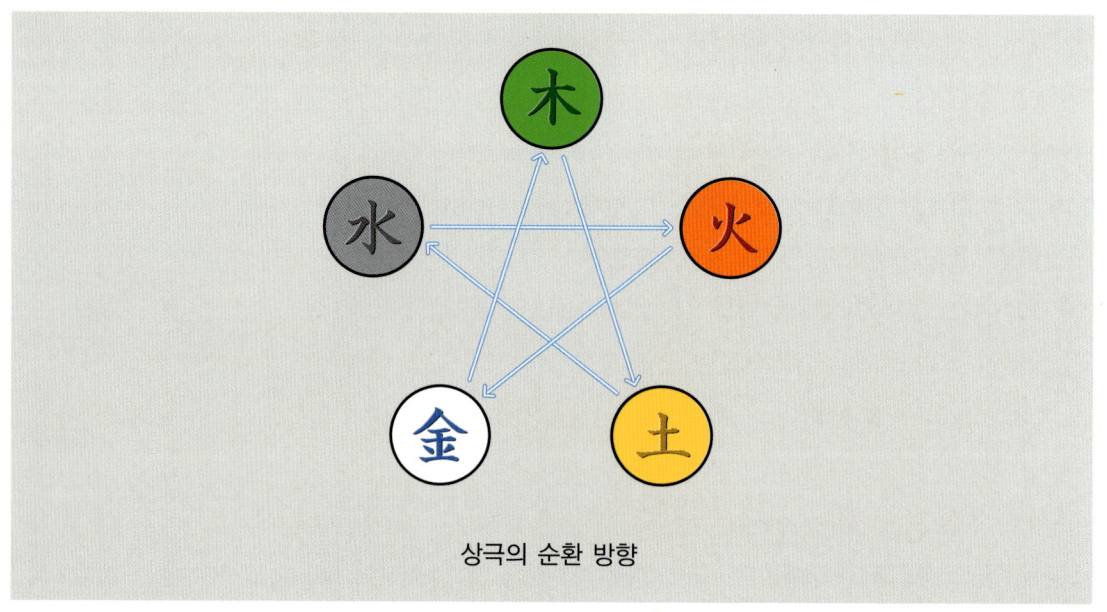

상극의 순환 방향

2. 음양오행과 경락

1) 경락이란

경락經絡이란 기가 흐르는 길에 비유할 수 있는데 경經이란 세로로 흐르는 선을 말하고 락絡이란 가로로 흐르는 선을 말한다. 가로 세로로 흐르는 선들이 모이고 얽혀 오장육부에 에너지를 공급하고 있는 것이다. 경혈經穴이란 기가 드나드는 구멍으로 비유할 수 있으며 경락 상에 분포되어 있다.

경락은 다음과 같이 흐른다.

> 간 → 폐 → 대장 → 위 → 비 → 심 → 소 →
> 방광 → 신장 → 심포 → 삼초 → 쓸개 → 간

우리 몸이 생명력을 유지하려면 기氣와 혈(血:피)이 잘 돌아야 한다. 기는 음이고 혈은 양이다. 경락을 따라 기혈이 도는데 기가 먼저 움직이면 혈이 따라 돌게 된다. 기가 움직이지 않으면 혈도 움직이지 않는다. 따라서 기가 병들면 혈도 병들고, 기의 순환이 잘 안 되면 혈도 정체되어 썩는다. 기는 호흡을 통해 들어오고 혈은 음식섭취를 통해 만들어진다. 호흡을 하지 못한다면 소화를 시킬 수도 없다.

활공을 하면 기가 잘 돌게 되고 따라서 경락을 통해 기혈이 원활하게 순환될 수 있게 된다.

한편 사람의 몸에는 12정경이라고 하는 12개의 경락들과 기경 8맥이 흐르고 있다. 12정경은 음경락이 6개이고 양경락이 6개이다. 음경락 중 팔을 주로하여 흐르는 것이 3개이며 다리를 주로하여 흐르는 것이 3개다. 양경락도 마찬가지이다.

기경 8맥은 12정경에 이상이 발생했을 때 완충작용을 하며 12정경을 총괄하면서 조절해 준다. 그러나 흔히 12정경과 기경 8맥 중의 임맥과 독맥만을 합쳐 14경락을 쓰고 있다. 임맥과 독맥은 우리 몸의 중앙선을 따라 흐르고 나머지 맥들은 우리 몸 깊숙이 자리잡고 있어 기의 저장소 역할을 하기 때문이다. 14경락에는 365개의 혈이 있다.

앞에서 말한 비장과 위장, 심장과 소장, 간장과 쓸개, 폐장과 대장, 심포와 삼초는 같은 경락으로 연결돼 있다. 음과 양으로 나누어져 있어 서로를 돕는 것이다.

2) 12정경

다음에서 말하는 폐경의 폐나 대장경의 대장 등은 서양의학에서 말하는 개념과는 다르게 이해해야 한다. 예를 들자면 서양의학에서 폐는 공기를 받아들이는 기관에 불과하지만 동양의학에서 폐는 기를 온몸에 보내는 기관으로 폭넓게 이해된다.

12정경			
음(음6경)	팔(수삼음경)	수소음심경 · 수태음폐경 · 수궐음심포경
	다리(족삼음경)	족궐음간경 · 족태음비경 · 족소음신경
양(양6경)	팔(수삼양경)	수태양소장경 · 수양명대장경 · 수소양삼초경
	다리(족삼양경)	족소양담경 · 족양명위경 · 족태양방광경

12정경

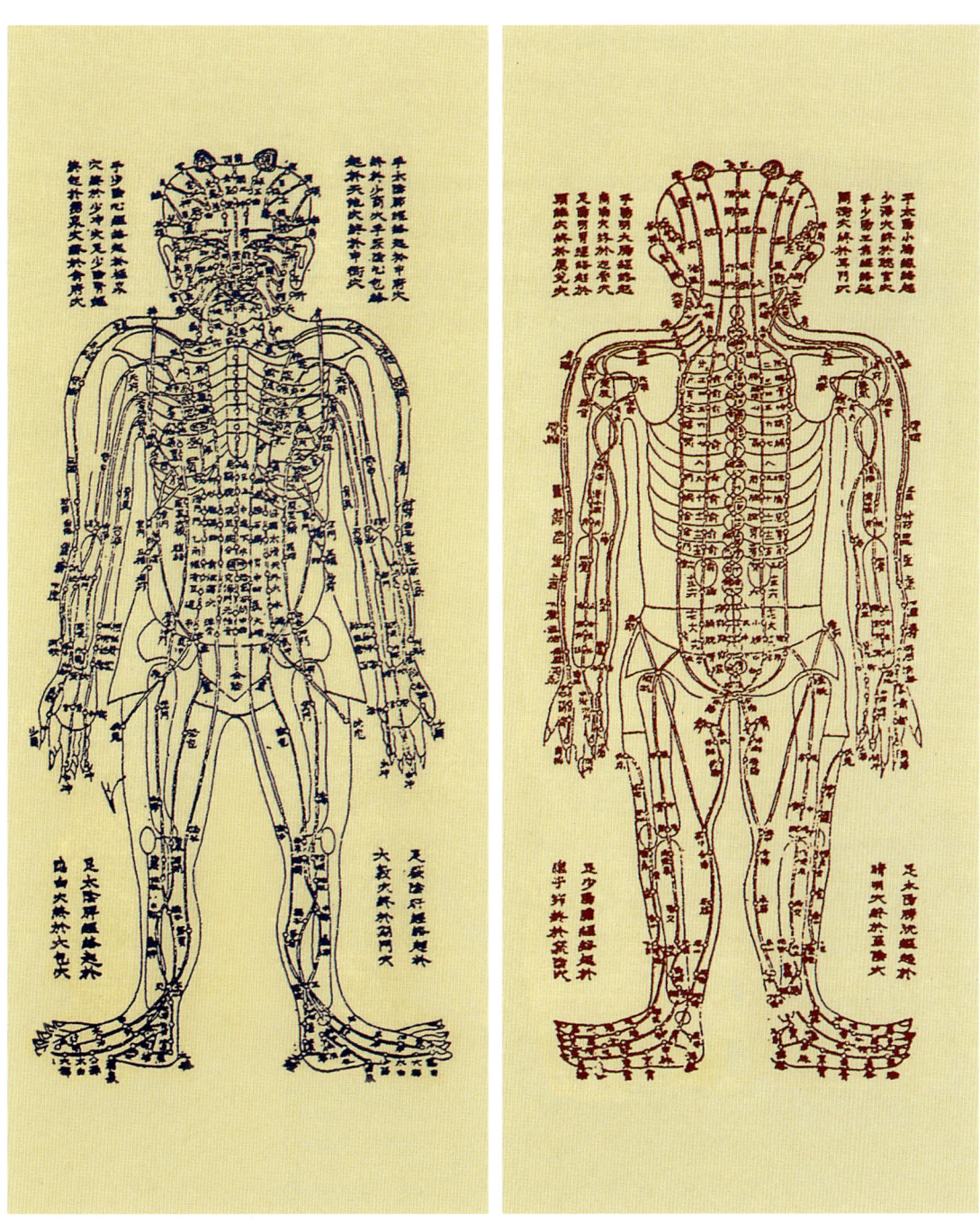

정인명당도正人明堂圖(왼쪽)와 복인명당도伏人明堂圖(오른쪽).
〈내공도설집요內功圖說輯要〉 중에서 기氣가 흐르는 신체를 표현한 그림이다.

음양오행과 경락 105

① 수태음폐경 手太陰肺經

폐는 사람의 내장 중 가장 윗부분에 있는 것으로 연꽃을 엎어놓은 것처럼 다른 내장을 감싸고 있다. 폐에 탈이 나면 얼굴이 달아오르고 입이 마르며, 가슴이 답답하고 팔과 손목이 저리고, 손바닥이 덥다. 폐는 오장육부에 기운을 고루 보내는 역할을 하기 때문에 폐에 이상이 오면 기력이 없고 피부에 윤기도 떨어진다. 이런 증상이 있으면 폐경을 활공한다. 폐경에는 앞 가슴에서 엄지손톱 밑까지 11개의 혈이 있다.

수태음폐경이 흐르는 길

1. 폐경맥은 몸통의 가운데 부분에서 기원하여
2. 아래쪽 안으로 달려서 대장과 연결되고
3. 되돌아 위로 달려 횡격막을 통과한 후
4. 이 경맥이 속한 장부인 폐로 들어간다.
5. 폐에서 나온 후 폐와 목 사이 심부에서 빗장뼈 아래 체표(중부혈, 폐의 모혈)로 나온다.
6. 이어 체표體表를 따라 팔 위쪽의 안쪽면을 따라 아래쪽으로 달린다.
7. 팔꿈치를 지나 손목 가까이에서 맥박이 느껴지는 동맥 위를 지난다.
8. 손에 이르러서는 엄지손가락 바깥쪽 끝까지 달린다.
9. 폐경맥의 가지 하나가 손목 바로 위에서 갈라져 둘째손가락 바깥쪽 끝까지 달려서 대장경맥에 연결된다.

━━━━ 체표體表에 흐르는 경맥
╌╌╌╌ 인체 안을 흐르는 경맥
● 혈자리

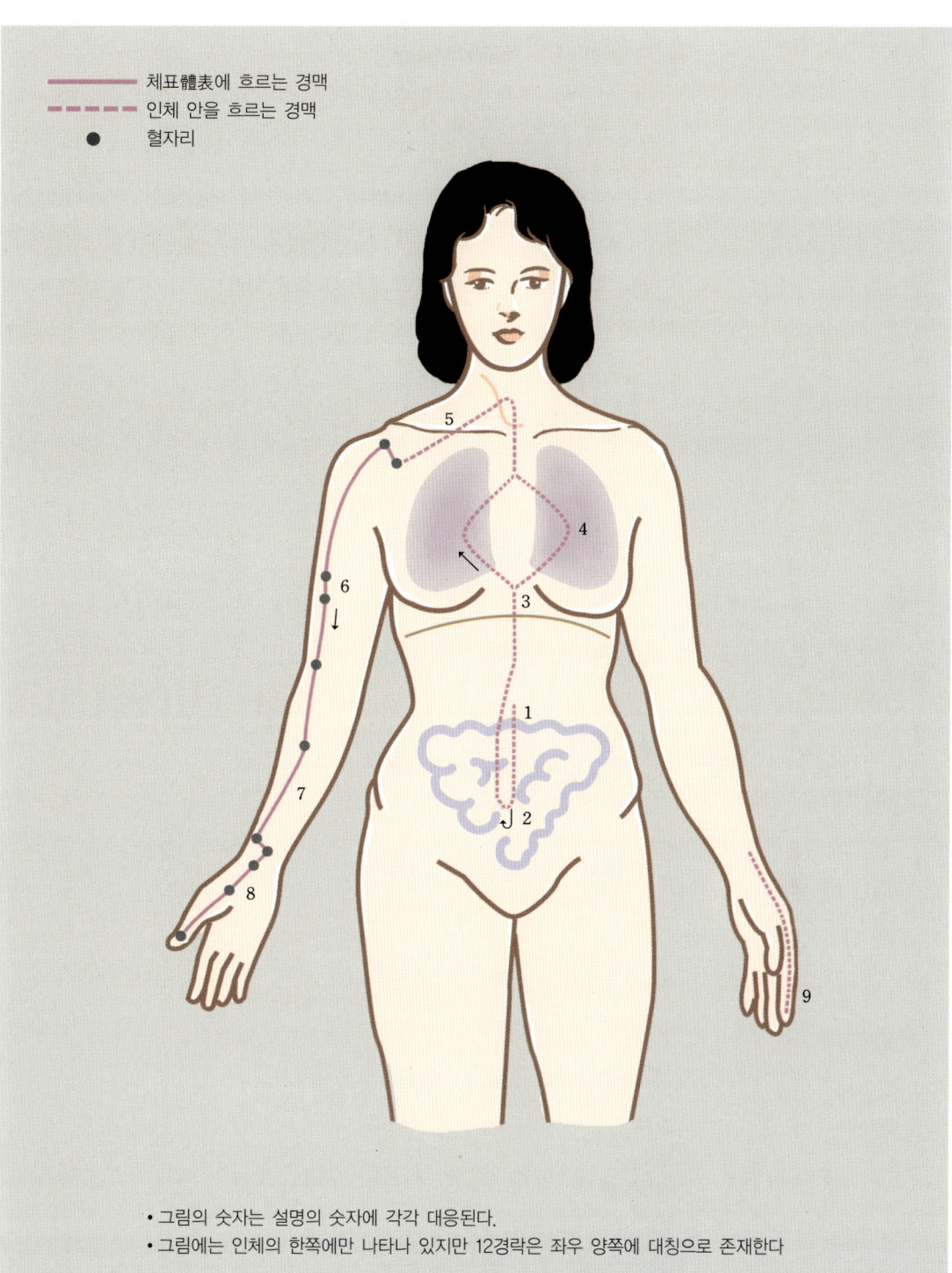

- 그림의 숫자는 설명의 숫자에 각각 대응된다.
- 그림에는 인체의 한쪽에만 나타나 있지만 12경락은 좌우 양쪽에 대칭으로 존재한다

음양오행과 경락 107

② 수양명대장경 手陽明大腸經

동양의학에서 말하는 대장은 배꼽 3cm 위의 수분이라는 혈에서 소장과 이어져 열여섯 번 겹친 다음, 결장을 거쳐 항문과 이어진다. 대장은 노폐물을 배출하는 역할을 하는데 대장에 탈이 나면 이가 아프고 코가 막히며 가끔 코피가 나고 목이 아프다. 가슴이 답답하고 손발이 저릴 수도 있다. 대장경은 둘째손가락(검지)손톱 끝에서 시작하여 엄지손가락 방향을 따라 팔꿈치로 이어져 등뼈를 뚫고 나간다. 거기서 목뼈를 거쳐 쇄골 위의 오목한 곳을 지나 폐로 내려간다. 폐를 거친 다음에는 대장으로 내려간다. 쇄골에서 빠져나온 가지는 목과 볼을 지나 입을 돌아 코와 입술 가운데로 빠진다.

> **수양명대장경이 흐르는 길**
>
> ① 대장경맥은 손등을 위로 했을 때, 둘째손가락 위에서 시작해서 손가락 안쪽 모서리 면을 따라 올라가다가
> ② 엄지손가락 위, 손목을 지나 팔을 따라 올라간다.
> ③ 팔꿈치 위에서는 팔의 바깥쪽을 따라 달리다가
> ④ 어깨와 목이 만나는 부분까지 갔다가
> ⑤ 두 개의 가지로 나누어진다.
> ⑥ 이중 하나는 몸 안으로 들어가서 폐와 연결된 후
> ⑦ 횡격막을 지나 이 경맥이 속한 장부인 대장에 들어간다.
> ⑧ 나머지 하나의 가지는 목을 따라서 계속 체표로 올라가
> ⑨ 뺨을 지나
> ⑩ 안으로 흐르는 맥은 아랫니와 잇몸으로 들어가고, 체표로 흐르는 맥은 윗입술을 돌아 반대쪽 코의 옆면까지 달린다.

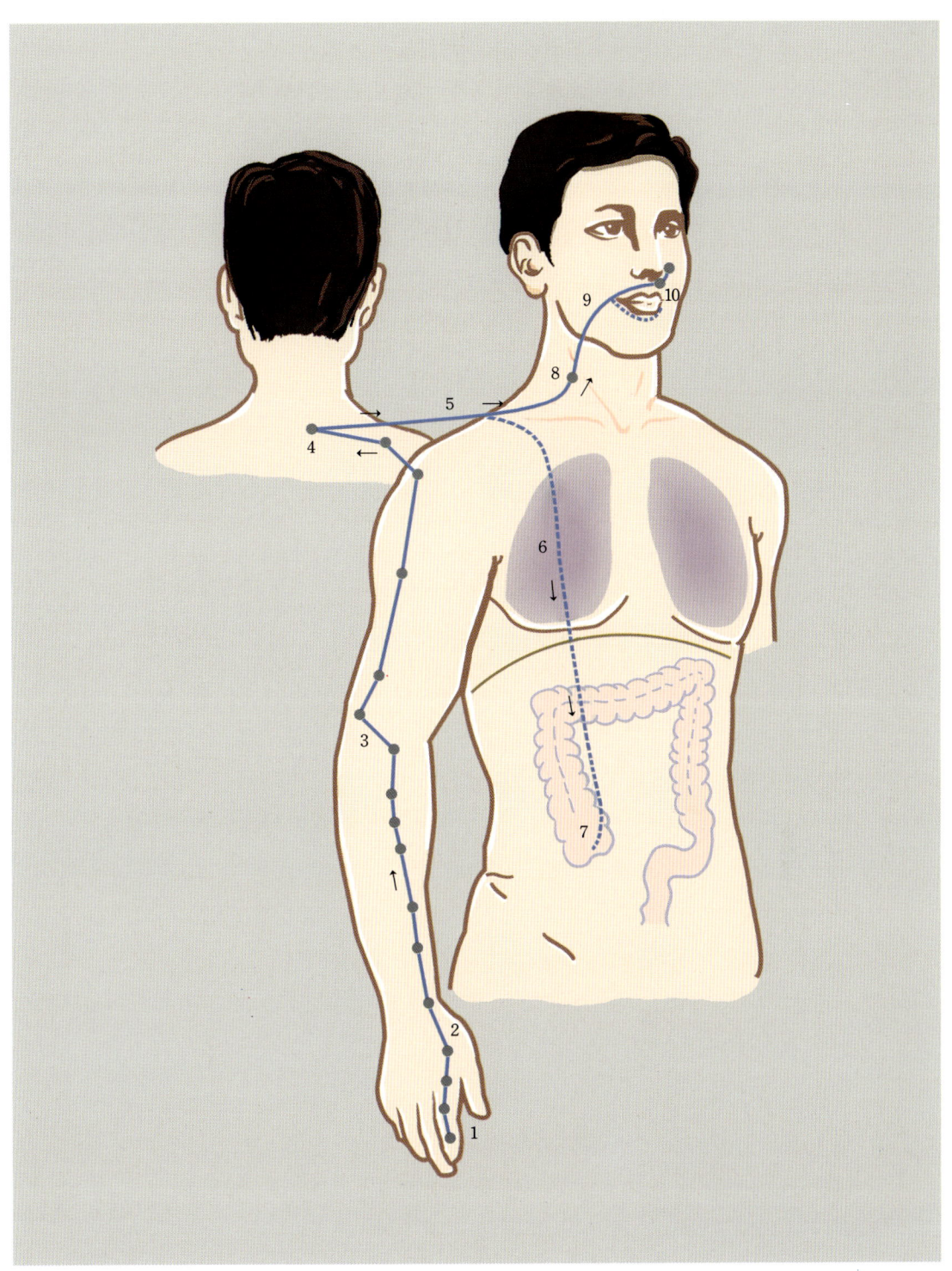

③ 족양명위경足陽明胃經

위는 배 윗부분에 있는 내장으로 소화를 담당하는 중요한 기관이다. 위경에 탈이 나면 두통이 생기고 특히 이마와 눈 언저리, 그리고 뒤통수가 아프다. 입가에 부스럼이 나고 배가 아프거나 무릎 다리가 저리고 무거워질 수 있다. 심하면 입술이 마르고 입맛이 떨어지며 위산과다, 위궤양, 위염 등의 증상이 나타나기도 한다.

족양명위경이 흐르는 길

① 위경맥은 대장경맥이 끝나는 코 옆면의 안에서 시작해서
② 코 옆면을 따라 올라가다가 눈의 안쪽 꼬뿌리 옆에서 방광경맥과 만난 후 코의 바깥쪽을 따라 내려가서 윗잇몸으로 들어가며
③ 입술을 돌아 내려와서 아래턱 뼈의 아래쪽 경계를 타고 달리다가
④ 위로 올라가면서 귀의 앞을 지나 머리 옆에서 멈춘다.
⑤ 아래턱에서 갈라져 나온 가지는
⑥ 몸통으로 내려와 몸 안으로 진입해 이 경맥이 속한 장부인 위에 들어가고, 또 비와 연결된다.
⑦ 또 하나의 가지는 계속 체표를 달려서　⑧ 배를 지나 사타구니에 이른다.
⑨ 신체 안쪽, 위의 아래에서 또 하나의 경맥이 일어나서 복부의 안쪽을 타고 내려와서
⑩ 사타구니에서 체표를 따라 내려온 가지와 만난다.
⑪ 합쳐진 경맥은 허벅지 앞을 따라 달려　⑫ 무릎 바깥쪽에 이르고
⑬ 여기서 다리 아래쪽의 중앙(다리뼈의 바깥쪽)을 따라 내려와서 둘째발가락의 바깥쪽 끝에 이른다.
⑭ 도중에 무릎 아래에서 가지가 갈라져 나와 가운데 발가락의 바깥쪽으로 달린다. 또 다른 가지가 발등에서 갈라져 나와 엄지 발가락의 안쪽까지 달려서 비경맥에 연결된다.

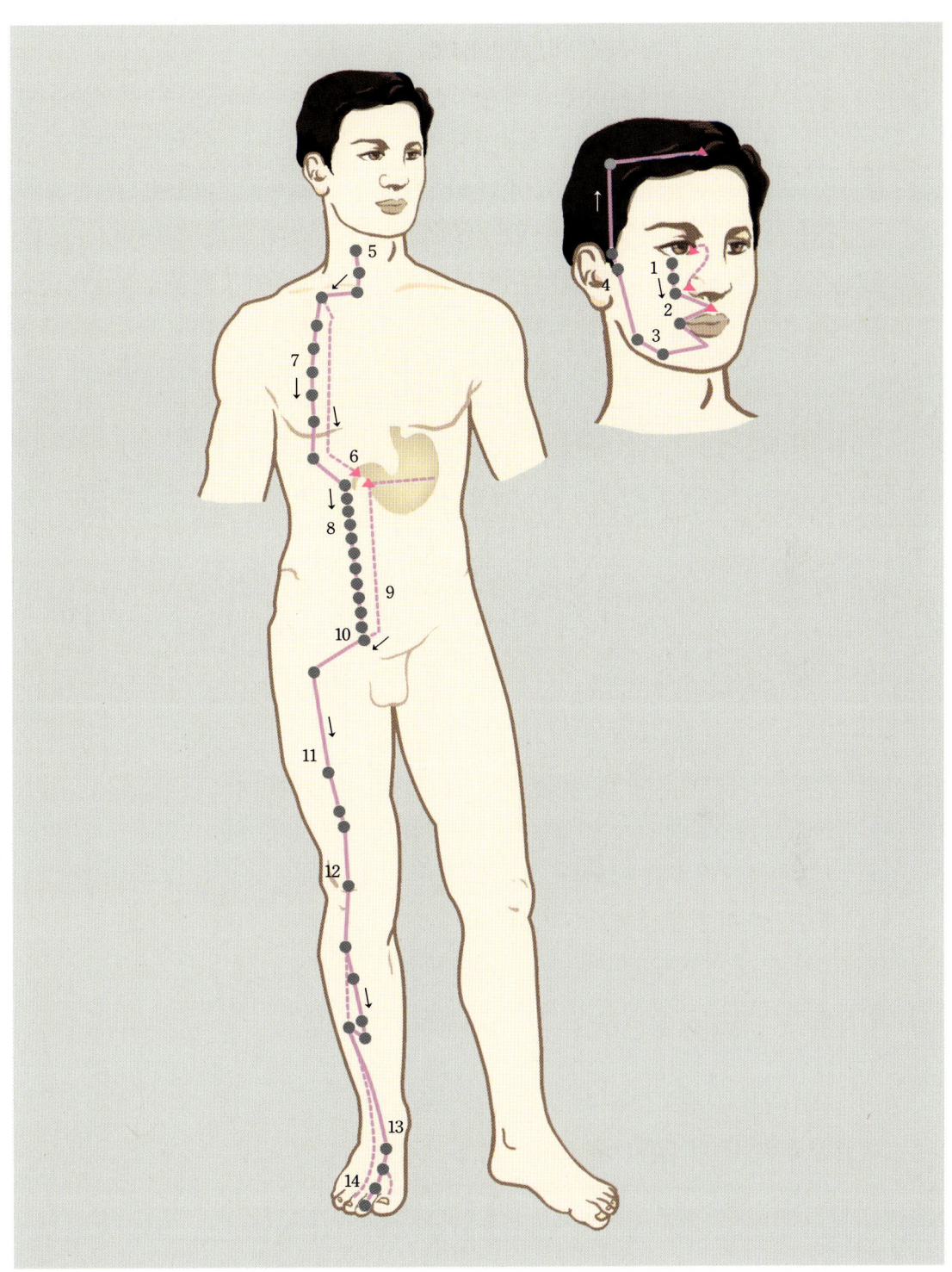

④ 족태음비경足太陰脾經

비장(지라)을 중심으로 췌장도 포함된 소화기관이다. 여성의 난소, 자궁에도 깊은 관련이 있다. 동양의학에서는 비장의 활동을 오장과 위를 덥게 하여 위 안의 음식물 소화를 도와준다고 말한다. 비장은 음이고 위장은 양이 되어 함께 음양의 조화를 이룬다.

비장에 탈이 나면 혀가 굳고 위 언저리가 묵직하며 심하면 통증을 느끼고 속이 메스꺼우며 설사나 변비가 생긴다. 다리도 묵직해지는 경우가 있다. 여성의 경우에는 생리불순이나 자궁출혈이 있을 수 있다.

족태음비경이 흐르는 길

① 비경맥은 엄지발가락 안쪽에서 기원하여 발 안쪽을 따라 달리다가
② 안쪽 복사뼈의 앞쪽을 지나 다리 아래쪽의 안쪽을 따라 올라간다.
③ 무릎과 허벅지에서도 계속 안쪽 윗면을 따라 달린다.
④ 복부에 진입하여
⑤ 몸 안으로 들어가 이 경맥이 속한 비에 들어가고
⑥ 위에 연결된다.
⑦ 체표를 흐르는 경맥은 계속 올라가서 가슴에 이르고
⑧ 여기서 다시 몸 안으로 들어가 목을 따라 올라가서
⑨ 혀 뿌리에 이르러 기와 혈을 흩뿌린다.
⑩ 그 가지는 위를 떠나서 횡격막을 지나 심心에 들어감으로써 심경맥에 연결된다.

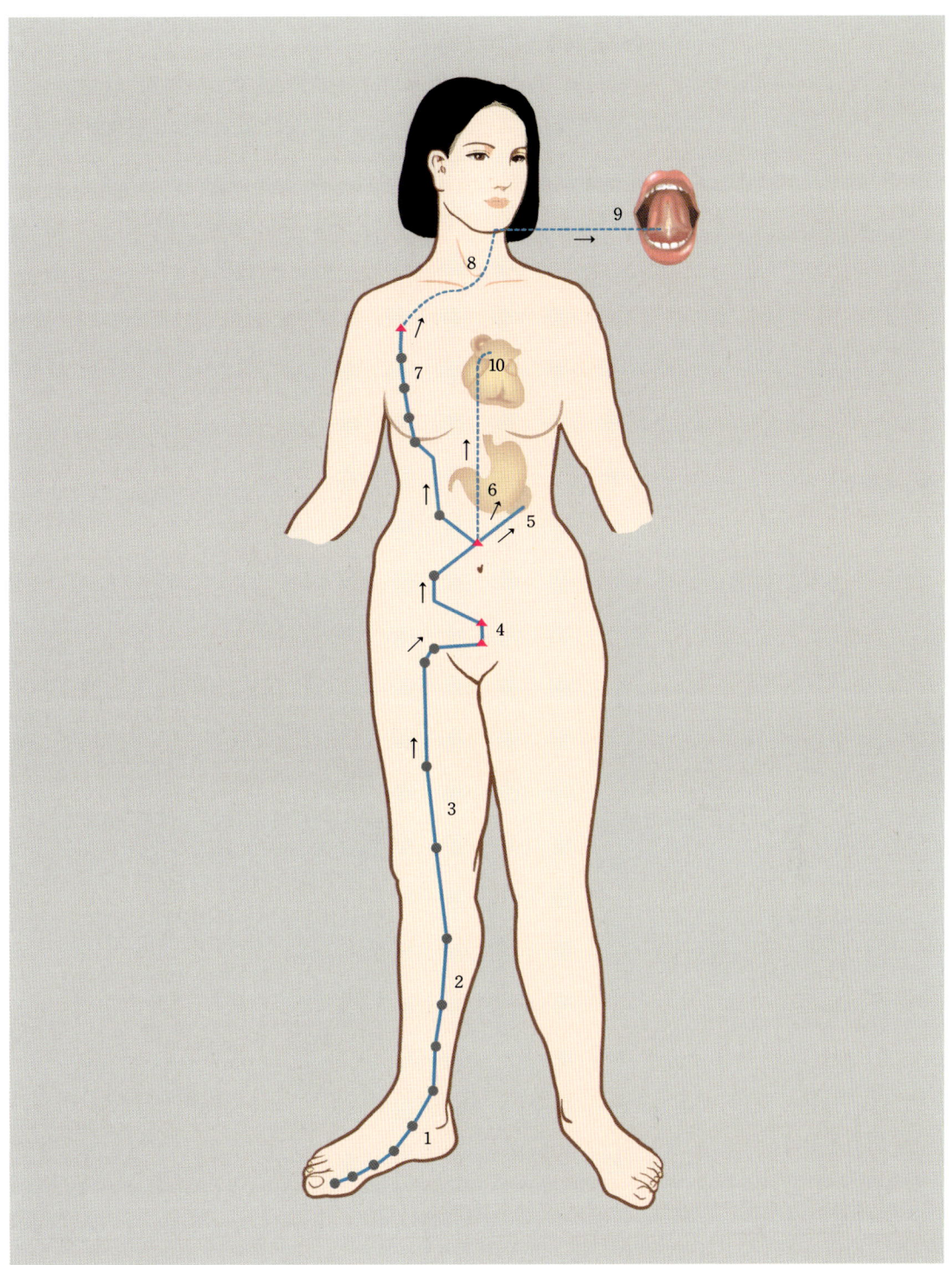

음양오행과 경락 113

⑤ 수소음심경 手少陰心經

심장은 폐 아래쪽 가슴 부위에 있으며 5번 흉추에 있는 연꽃 봉우리 처럼 생긴 내장이다. 심장에 탈이 나면 눈이 자주 충혈되고 목이 마른다. 새끼손가락 쪽이 저리거나 아프다. 손바닥이 아플 수도 있다. 얼굴이 달아오르며 불면증이 있을 수도 있다. 심장에 탈이 난 사람들은 쉽게 웃으며 초조해 하는 경향이 있다.

심경은 심장에서부터 시작하여 소장을 돌아 한 줄기는 겨드랑이 밑으로 빠져 새끼손가락에 이른다.

수소음심경이 흐르는 길

❶ 심경맥은 세 개의 가지로 되어 있는데, 이들은 모두 심장에서 시작한다.
❷ 그 하나는 아래로 흘러내려가서 횡격막을 지나 소장에 연결된다.
❸ 다른 한 가지는 위로 올라가서 눈에 이어진다.
❹ 나머지 하나의 가지는 폐를 지나서,
❺ 겨드랑이에서 체표로 나와서 팔 위쪽의 안쪽 아랫면을 따라 흘러내려가고,
❻ 팔 아래쪽에서도 계속 안쪽 아랫면으로 내려가서,
❼ 손목과 손바닥을 지나, 새끼손가락의 바깥쪽 끝에서 끝난다.

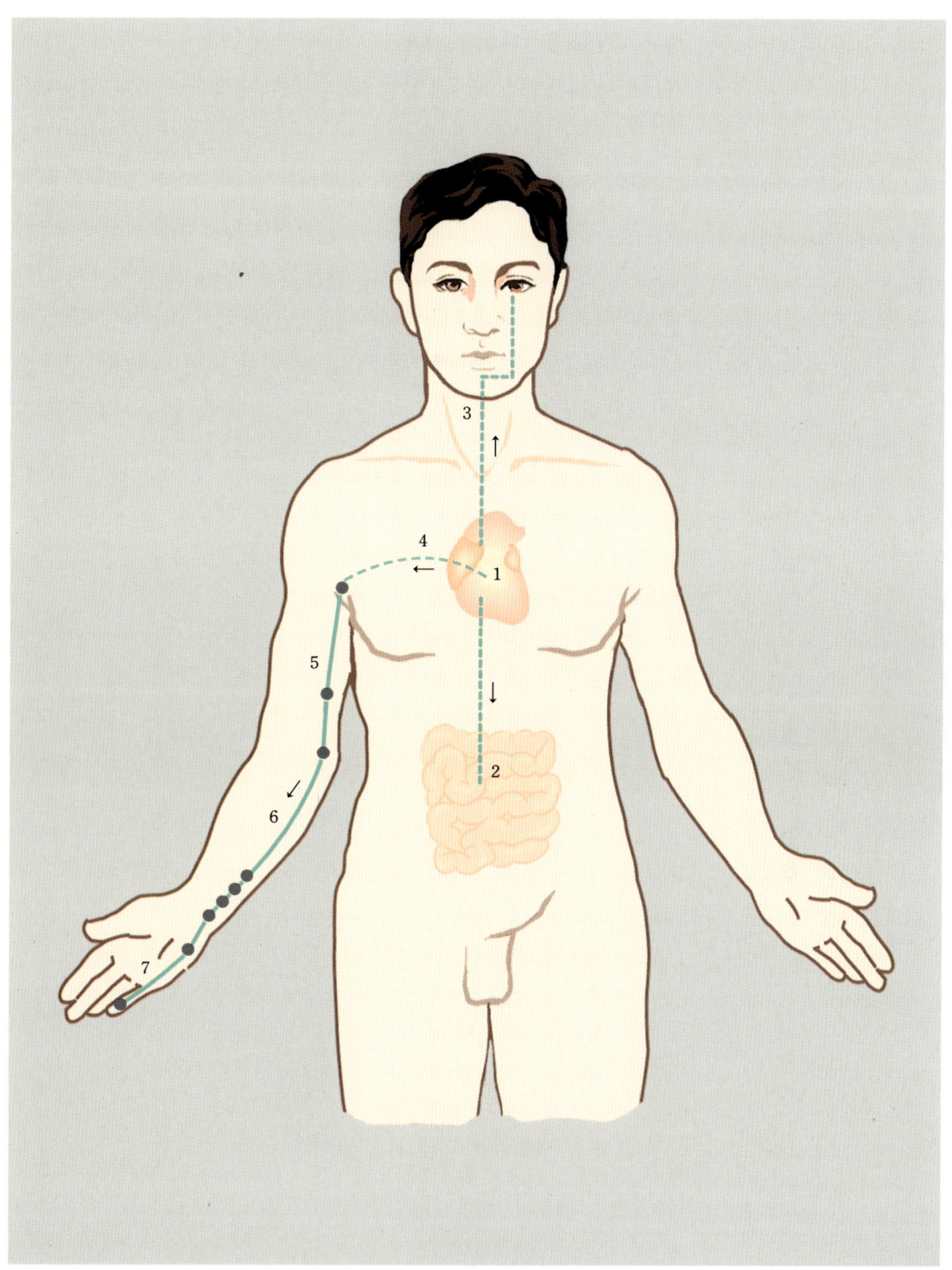

⑥ 수태양소장경 手太陽小腸經

소장은 위와 대장 사이에 있는 4~6 미터의 소화기관이다. 이 곳에서 청탁을 가려 수분은 방광으로 들어가고 찌꺼기는 대장으로 들어간다. 소장의 기능이 좋지 않으면 눈의 흰 자위가 누르스름해지고 귀가 먹먹해진다. 뺨이 붓고 목이 아프고 뒷목이 뻣뻣해진다. 또한 남자의 경우에는 고환이 아플 수 있고, 여자의 경우에는 생리불순이 생길 수도 있다.

소장경은 손등 새끼손가락 끝 바깥쪽 소택에서 시작되어 팔과 팔꿈치 아래쪽을 거쳐 어깨 뒤쪽으로 견중유를 지나 대퇴에서 좌우로 엇갈려 결분으로 들어간다. 다른 가닥은 가슴을 거치고 또 다른 가닥은 얼굴 부위로 올라가 귀까지 뻗는다. 나머지 한 가닥은 청명으로 들어가 방광경에 이어진다.

수태양소장경이 흐르는 길

① 소장경맥은 손등을 위로 했을 때, 새끼손가락 바깥쪽 끝에서 시작해서,
② (손등을 위로 했을 때) 팔 아래쪽의 바깥선을 따라 올라가고,
③ 팔꿈치 위쪽에서도 계속 바깥선을 따라 달리다가(손등을 위로 해서 팔을 앞으로 쭉 뻗고 다른 손끝으로 새끼손가락에서 팔꿈치 아래, 어깨의 뒷부분으로 이어지는 선),
④ 어깨 뒷부분으로 돌아가서 등 중앙의 꼭대기를 경유한(여기서 독맥과 만남) 뒤,
⑤ 빗장뼈 위로 다시 돌아와 여기서 두 개의 가지로 나누어지는데,
⑥ 심부로 들어가는 가지는 심에 연결한 뒤,
⑦ 횡격막과 위를 지나,
⑧ 이 경맥이 속한 장부인 소장에 들어가고,
⑨ 또 다른 가지는 목의 옆을 따라 경동맥과 같이 얼굴로 올라가서,
⑩ 뺨을 지나, ⑪ 눈의 바깥측 각을 거쳐 귀로 들어간다.
⑫ 눈의 안측 각으로 들어가는 경맥은 방광경맥으로 연결된다.

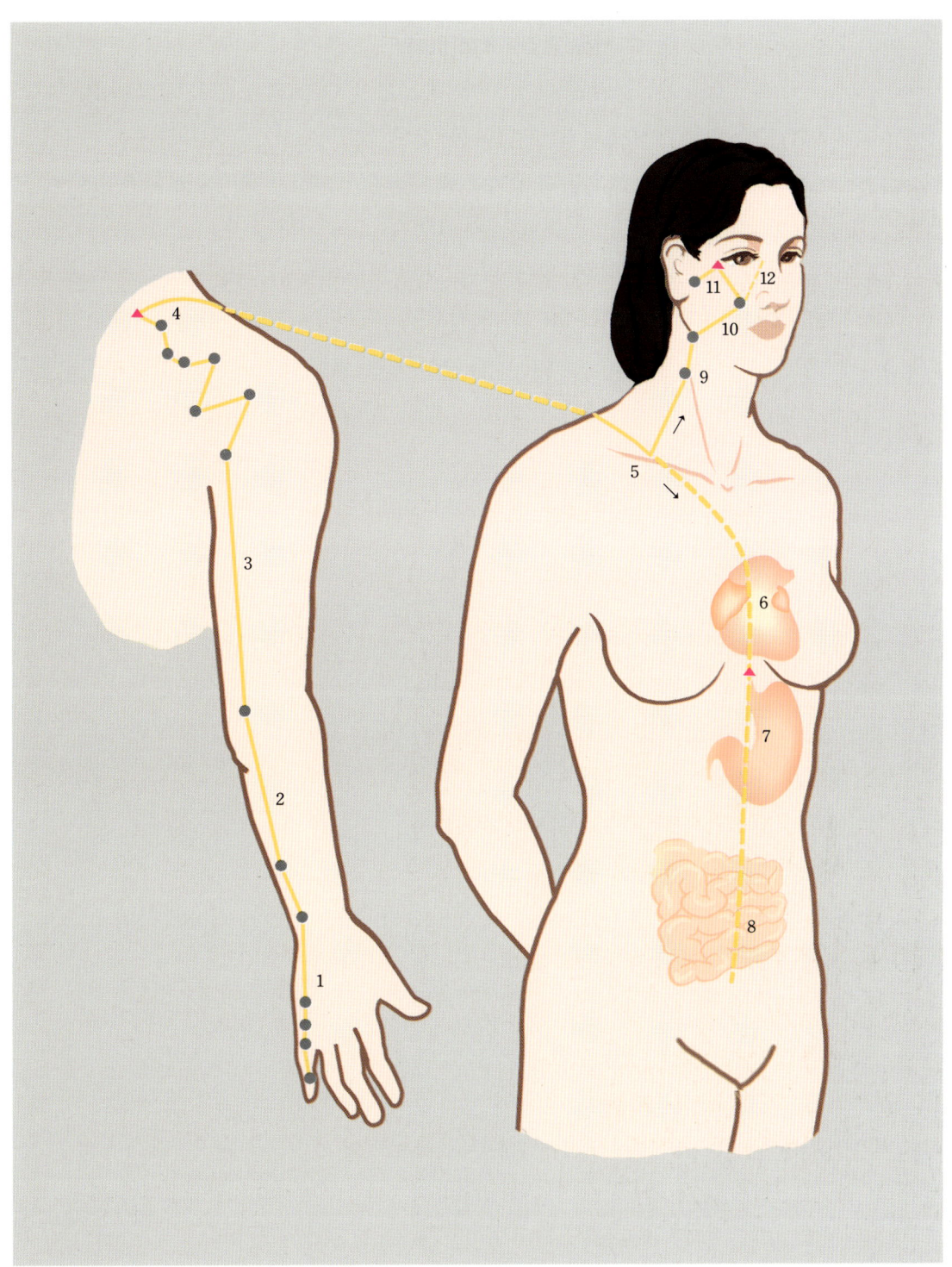

⑦ 족태양방광경足太陽膀胱經

14경락 중에서 가장 길고 경혈 수도 많은 것이 방광경이다. 따라서 중요한 혈도 많이 있다. 동양의학에서 방광의 의미는 '위에서 소화된 음식물이 소장으로 내려가 영양소가 흡수되고 남은 수액이 고여 있는 곳'이다.

방광경에 탈이 나면 다른 경락과는 달리 증상이 아주 다양하다. 우선 머리부터 따지면 과로에서 오는 두통, 코피를 비롯해 허리나 팔, 다리, 어깨가 아플 수도 있고 심할 때는 다리가 마비되기도 한다. 또한 호흡기, 순환계, 소화기, 생식기까지 이상이 생길 수 있다.

족태양방광경이 흐르는 길

1. 방광경은 눈의 안쪽에서 시작해서 이마를 타고 올라가 머리 꼭대기 부근에 이르고,
2. 여기서 작은 가지가 갈라져 나와 뇌로 들어간다.
3. 주된 경맥은 머리 뒷면을 따라 계속 내려가다가,
4. 목 뒤에서 둘로 갈라지는데,
5. 안쪽 가지는 목의 맨 밑 중앙까지 내려왔다가,
6. 척추에 평행하게 내려가는데,
7. 허리 부근에서 가지가 갈라져 나와 몸 속으로 들어가서 신腎에 연결되고,
8. 이 경맥이 속한 장부인 방광에 들어간다.
9. 바깥쪽의 가지는 어깨 뒷면을 지나,
10. 안쪽 가지에 가깝게, 나란히 내려가서 엉덩이를 넘어간다.
11. 두 개의 가지는 허벅지 뒷쪽으로 내려가,
12. 무릎 뒤에서 하나로 합쳐져서, 다리 아래쪽에서 계속 뒷면으로 내려가다가,
13. 바깥쪽 복사뼈 뒤를 돌아서, 발 바깥쪽을 따라 내려가 새끼발가락 바깥쪽에서 끝난다.

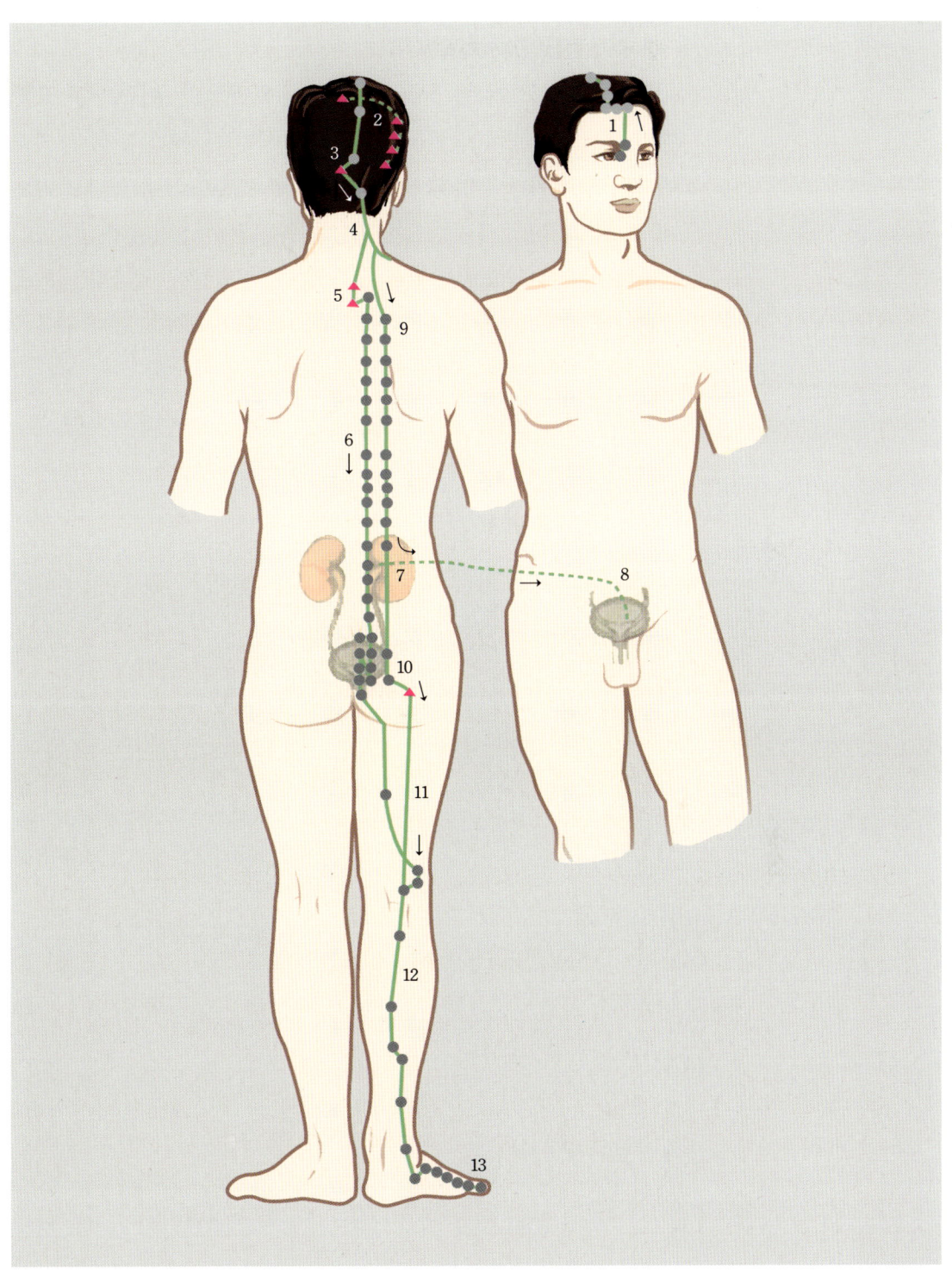

⑧ 족소음신경足少陰腎經

동양의학에서 말하는 신은 현대의학에서 말하는 부신까지도 포함시킨 것으로 사람이 선천적으로 가지는 생명력(원기, 정精)이 간직된 곳이라고 한다. 사람의 몸무게 중 절반은 물로 되어 있다고 하는데 그 체액을 형성하는 중요한 역할을 하는 곳이 신장과 부신이다.

신의 기능이 약해지면 우선 허리부터 불편해진다. 얼굴빛은 어둡고 윤기가 없으며 입에 침이 마르고 숨이 차다. 배는 고픈데 식욕은 없으며 몸이 허약하고 자주 설사를 한다.

신경은 발바닥 가운데에 있는 용천에서부터 비롯되어 장딴지 안쪽으로 해서 신장을 거쳐 목 밑으로까지 올라간다.

족소음신경이 흐르는 길

① 신경맥은 새끼발가락의 아래에서 시작하여, 발바닥을 가로지르고,
② 복사뼈를 한 바퀴 돌아,
③ 다리 아래쪽의 안쪽을 따라 올라간다.
④ 허벅지에서도 계속 안쪽을 따라 달리다가,
⑤ 꼬리뼈 끝 근처에서 몸속으로 들어가서,
⑥ 이 경맥이 속한 장부인 신腎에 들어가고,
⑦ 방광에 연결되며,
⑧ 치골 부근에서 다시 체표로 나와 배와 가슴쪽으로 올라간다.
⑨ 그 가지가 신腎에서 갈라져 나와
⑩ 간을 거쳐 위로 올라가고
⑪ 폐에 들어간 후
⑫ 계속 올라가서 혀의 뿌리에 닿는다.
⑬ 또 하나의 가지가 폐에서 나와서 심心을 거쳐 심포경맥에 연결된다.

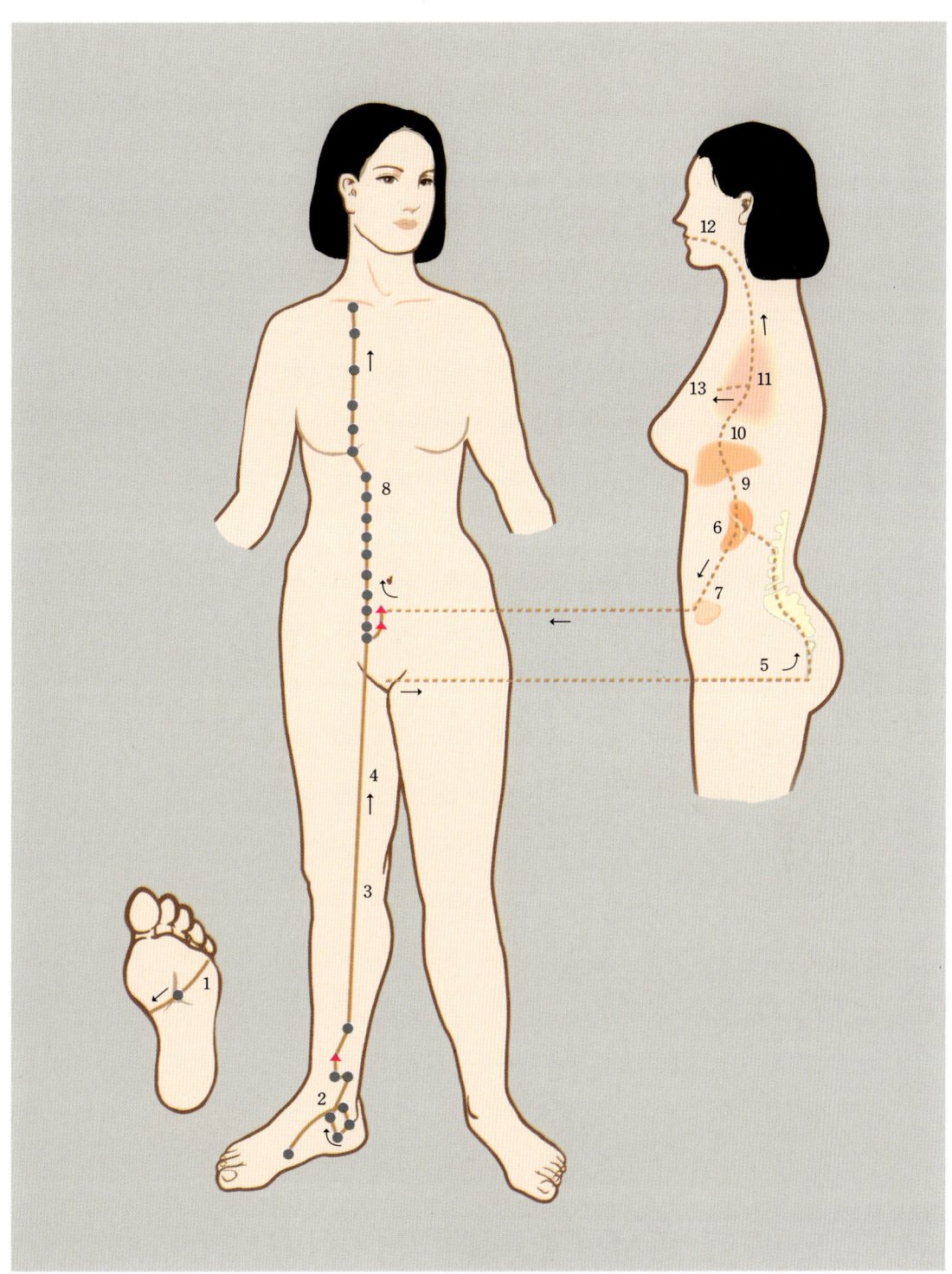

음양오행과 경락 121

⑨ 수궐음심포경 手厥陰心包經

심장을 보자기처럼 감싸 외부로부터 오는 나쁜 기운을 물리쳐 주는 것이 심포다. 심포는 형태는 따로 없지만 전신에 얽혀 있어 심장을 감싸 주고 보호하는 기관으로 심장의 명령을 집행하는 기관으로만 존재한다.

따라서 심경과 심포경에 탈이 났을 때는 비슷한 점이 많다. 이 경락에 이상이 생기면 얼굴이 달아오르고 가슴이 뛰고 눈의 흰자위가 누르스름해지며 가슴과 옆구리가 땡긴다. 손바닥이나 팔 안쪽이 아플 수도 있다.

심포경은 가슴에서부터 시작하여 가슴, 윗배, 아랫배 세 가닥으로 갈라져 들어가 각각 돈다. 그 갈라진 줄기 중 하나가 옆가슴으로 빠져나와 안쪽 팔로 흘러 가운데손가락까지 뻗는다.

수궐음심포경이 흐르는 길

1. 심포경맥은 가슴 가운데에서 시작하여, 이 경맥이 속한 장부인 심포로 들어가고,
2. 횡격막을 통과하여 삼초에 연결된다.
3. 다른 가지는 가슴을 가로질러, 옆구리 갈비뼈 부근에서 몸밖으로 나온 후,
4. 위로 올라가 겨드랑이에 이르고,
5. 겨드랑이에서부터 팔 위쪽의 안쪽면을 따라 달려 내려온다.
6. 팔 아래쪽에서 폐경맥과 심경맥 가운데를 달려,
7. 손바닥에 이르고,
8. 가운데손가락 끝에 달한다. 손바닥에서 갈라져 나온 가지는 넷째손가락 끝에서 삼초경맥에 연결된다.

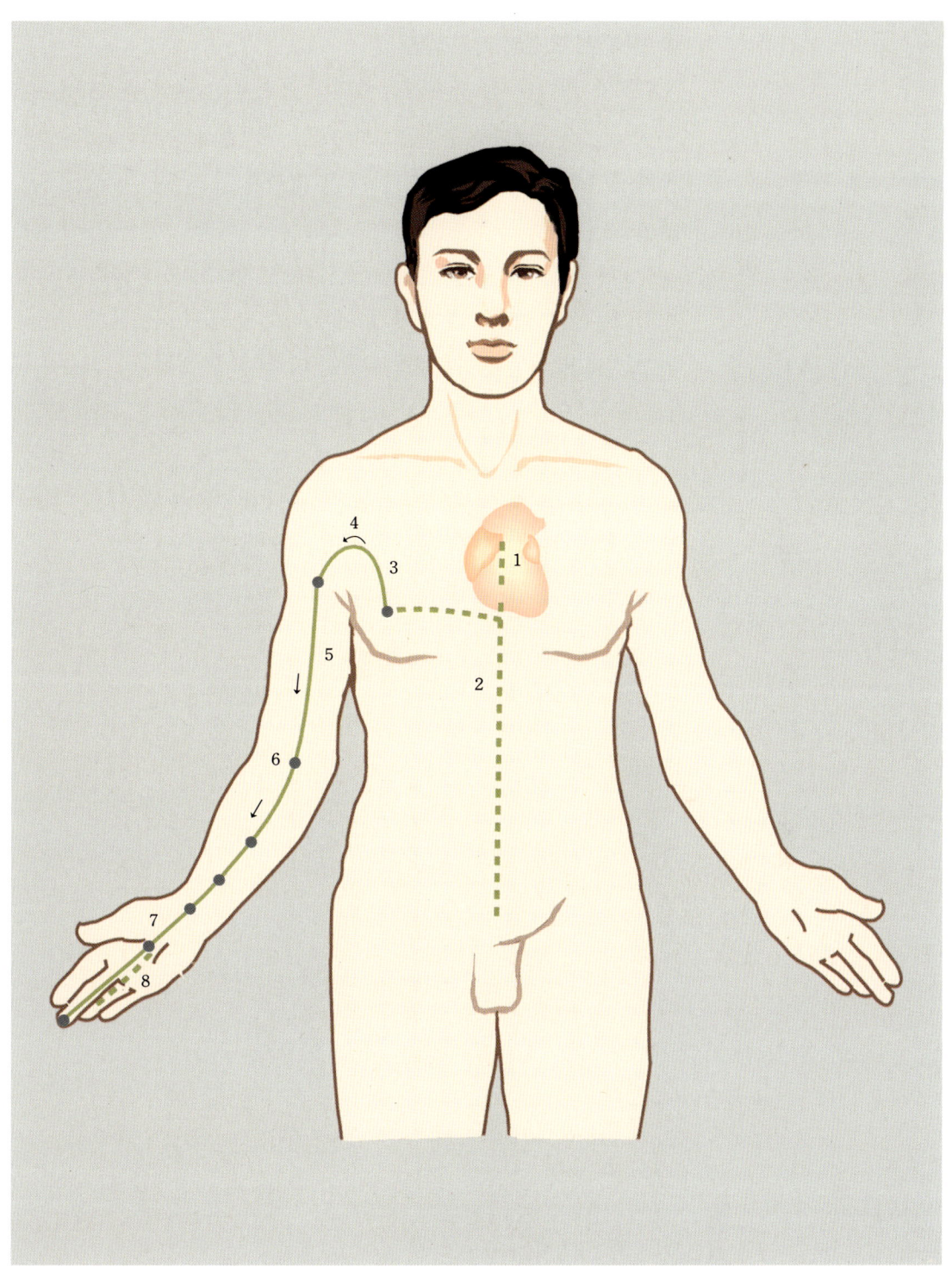

⑩ 수소양삼초경 手少陽三焦經

심포와 마찬가지로 삼초도 형태가 없으며, 심포와 짝을 이룬다. 목 아래부터 명치까지를 상초, 명치 밑에서 배꼽까지를 중초, 아랫배를 하초라고 하는데, 삼초란 이 세 가지를 합한 것이다. 상초부분에서는 순환기, 중초부분에서는 소화기와 호흡기, 하초부분에서는 생식, 배설을 담당한다. 상초에 탈이 나면 숨이 차고, 중초에 탈이 나면 위나 간 등에 이상이 생겨 배에 가스가 차고 아랫배가 단단해지며 하초의 이상은 생식기에 이상을 가져 올 수 있다.

수소양삼초경이 흐르는 길

① 삼초경맥은 넷째손가락의 안쪽 끝에서 시작해서 손등을 따라 달리고,
② 팔 아래쪽의 뒷면으로 올라가,
③ 팔꿈치와 팔 위쪽의 바깥쪽을 달린다.
④ 어깨 뒷쪽에서
⑤ 어깨 앞쪽으로 건너온 후,
⑥ 가슴 속으로 깊이 들어가 이 경맥이 속한 장부인 심포에 들어가고,
⑦ 횡격막을 지나 삼초에 연결된다.
⑧ 그 가지는 다시 몸밖으로 나와서 목을 따라 올라가,
⑨ 귀 뒤에서 위로 올가가고,
⑩ 깊이 들어가 얼굴로 돌아 내려간다.
⑪ 귀 뒤에서 작은 가지가 갈라져 나와서 귀를 통과하여 눈의 바깥쪽에서 담경맥에 연결된다.

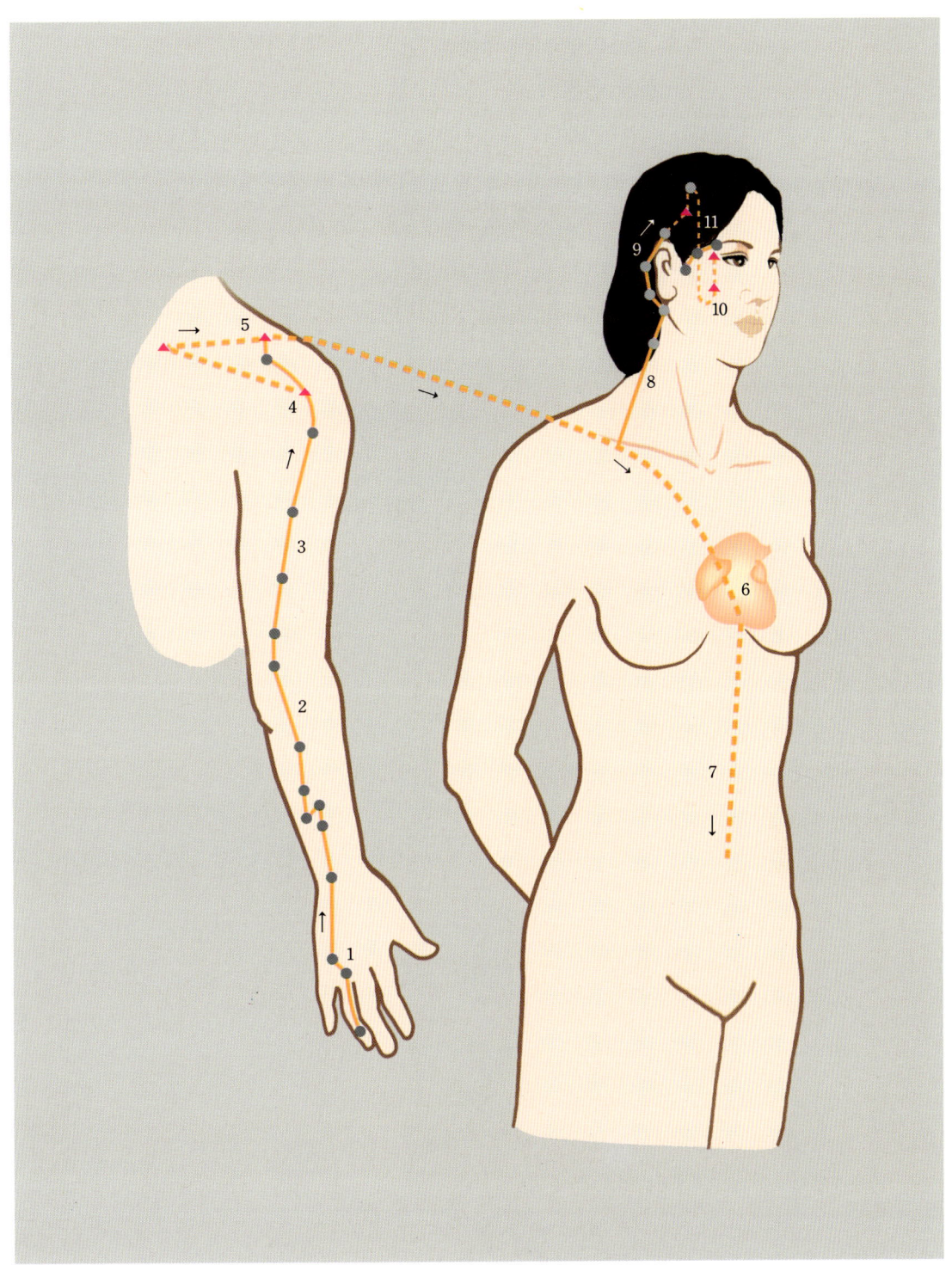

⑪ 족소양담경足少陽膽經

담은 쓸개라고도 하는데 간을 돕는 역할을 한다. 등의 제 10경추에 붙어 있으며 상당히 넓은 부위에 걸쳐 있다. 간, 담에 이상이 생기면 눈의 흰자위가 푸르스름해지고 힘이 없으며 목소리가 가냘프다. 현기증이나 두통, 피로감을 동반하기도 한다.

담경은 머리에서 발끝까지 이르는 긴 경락이다. 눈동자 끝에서 시작하여 옆 머리로 넘어가 한 가닥은 어깨로, 한 가닥은 귀로 들어간다. 이 가지는 간장을 돌아 본 줄기와 만난다. 본 줄기는 옆구리로 해서 다리로 들어간 후 발가락까지 내려간다.

족소양담경이 흐르는 길

❶ 담경맥은 눈의 바깥쪽 언저리에서 시작해서 두 개의 가지로 나누어지는데,
❷ 피부 표면을 달리는 가지는 얼굴과 머리 옆면을 앞뒤로 흘러 귀 뒤를 지나 어깨로 내려가고,
❸ 어깨를 지나 겨드랑이로 내려간 뒤,
❹ 흉곽의 옆쪽(겨드랑이 아래쪽)을 지그재그로 달려서 골반 옆쪽에 이른다.
❺ 또 하나의 가지는 뺨 속으로 들어가,
❻ 목과   ❼ 가슴으로 내려와,
❽ 간에 연결되고, 이 경맥이 속한 장부인 담에 들어간다.
❾ 그 후 계속 아래로 내려가다가 복부 아래쪽에서 피부 표면으로 나와 엉덩이 근처에서 다른 가지와 만난다.
❿ 합쳐진 경맥은 허벅지 바깥쪽을 따라 내려가다,
⓫ 다리 아래쪽을 지나,   ⓬ 바깥쪽 복사뼈 앞을 달려서 발등에 이르고,
⓭ 넷째발가락의 바깥쪽 끝에 도달한다. 복사뼈 아래에서 짧은 가지가 갈라져 나와서 엄지발가락에서 간경맥에 연결된다.

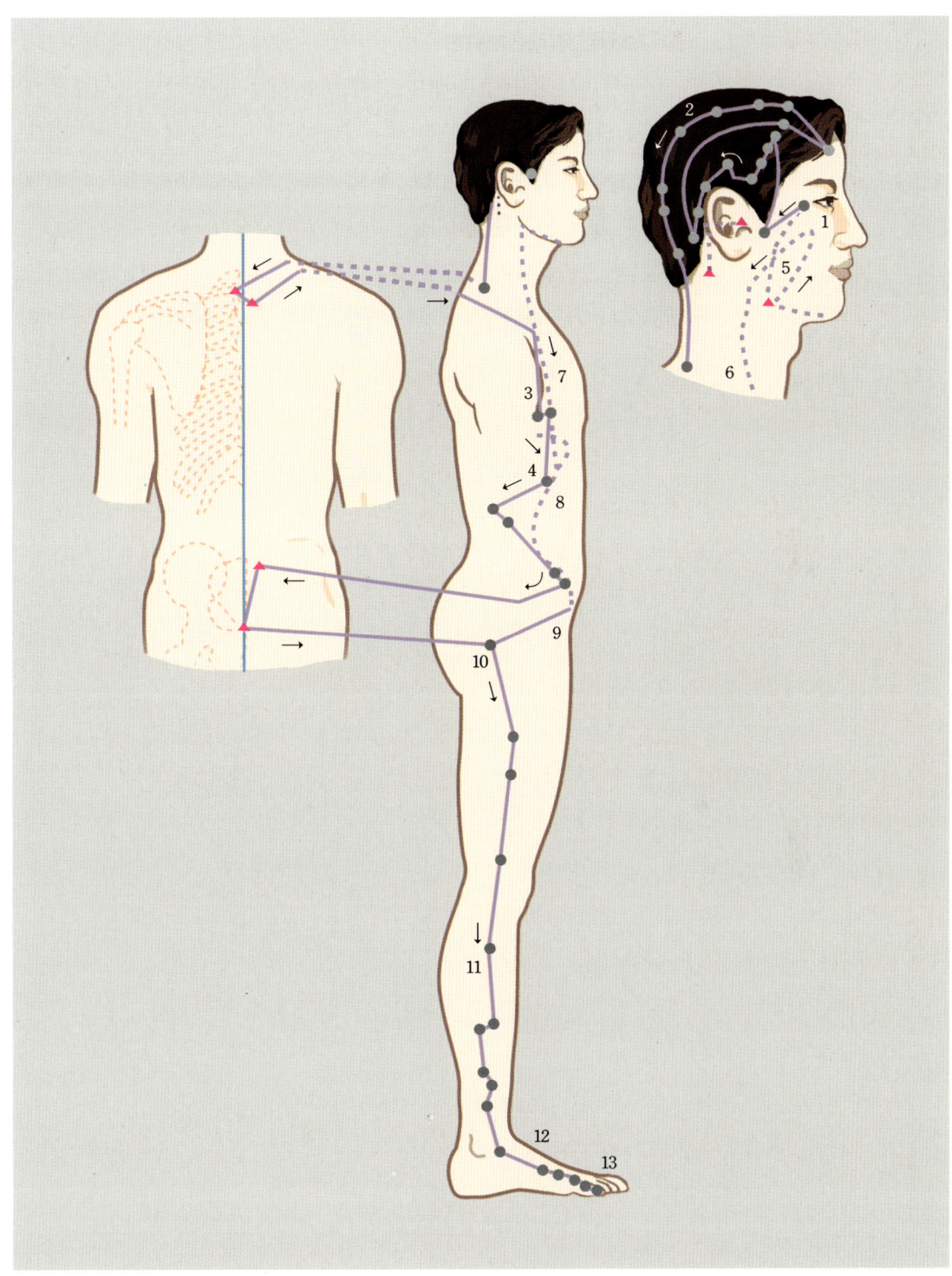

⑫ 족궐음간경 足厥陰肝經

간장은 제 9경추에 달려 있으며 색깔은 푸르다. 간경은 간장을 중심으로 돌고 있으며 간장은 해독작용과 근육, 관절의 기능을 조절하는 등 여러 가지 일을 한다. 간경이 튼튼한 사람들은 모든 일에 두려움이 없고 자신만만하다.

간경에 탈이 나면 얼굴에 윤기가 없고 목이 마르며 속이 메스껍고 답답하다. 엄지발가락이 아플 수도 있다. 특히 여성은 허리가 아프고 생식기가 아플 수 있다.

간경은 엄지발톱 밑에서 시작하여 신경, 비경과 엇갈려 위로 올라간다. 아랫배로 올라가 생식기를 거쳐 간과 담을 돈 다음 위로 올라간다.

족궐음간경이 흐르는 길

① 간경맥은 엄지발가락 끝에서 시작해서,
② 발 안쪽의 복사뼈 앞을 지나 다리 아래쪽의 안쪽 측면을 따라 올라가,
③ 허벅지 안쪽을 달려서,
④ 외부 생식기를 통과하며,
⑤ 복부에 이르러 몸 안으로 들어가서,
⑥ 이 경맥이 속한 장부인 간에 들어가고,
⑦ 담에 연결되며, 옆구리에 흩어져 퍼지고,
⑧ 폐로 들어가서 폐 경맥에 연결된다(여기서 경락의 순환이 다시 시작된다).
⑨ 또 목으로 올라가,
⑩ 눈에 이르며, 여기서 두 개의 가지로 갈라져,
⑪ 하나는 아래로 내려가 입술 주위를 돌고,
⑫ 다른 하나는 위로 흘러 머리 꼭대기에 이른다.

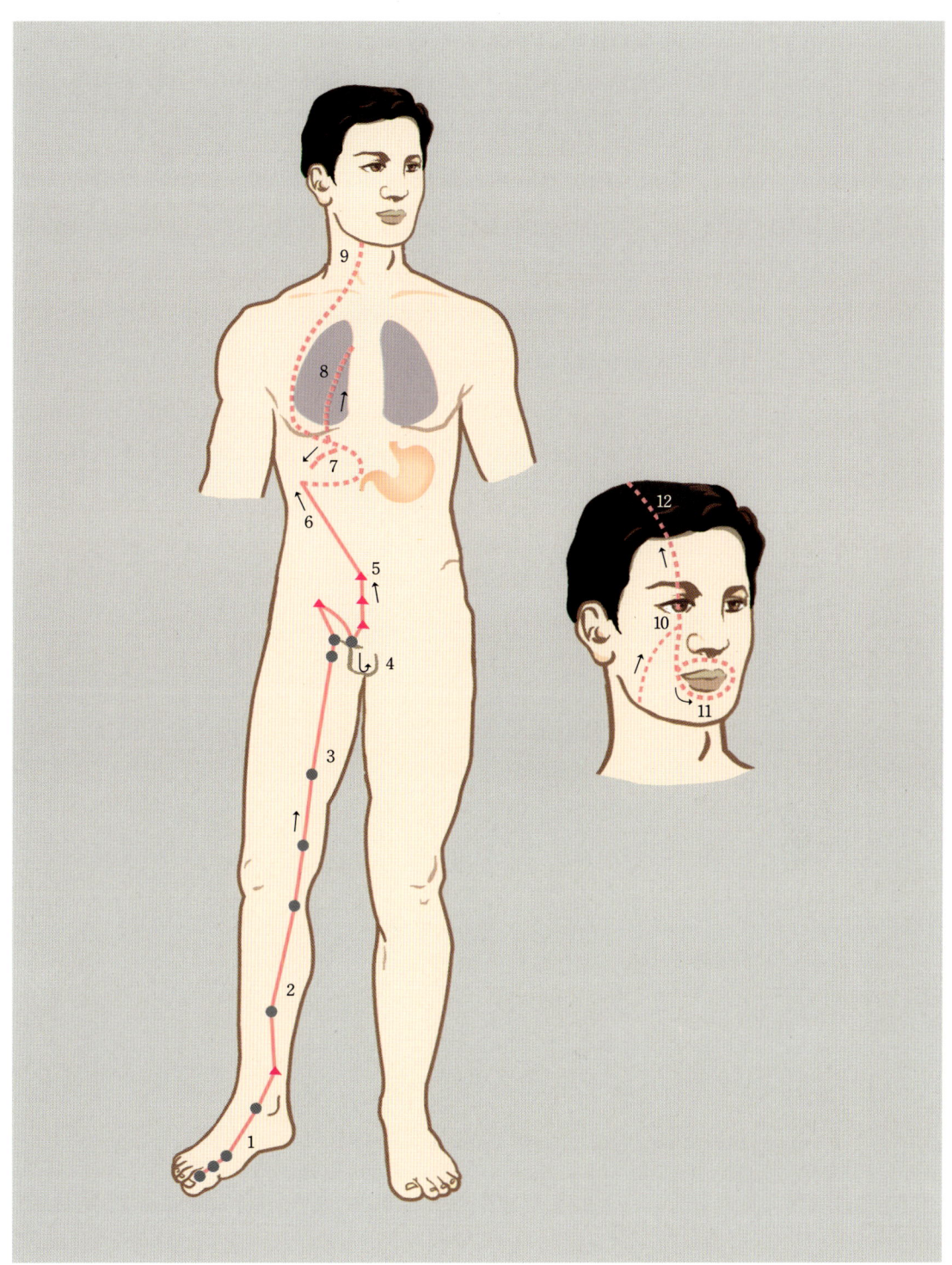

음양오행과 경락 129

⑬ 독맥督脈

〈황제내경〉에서는 기경8맥 중 독맥과 임맥만을 따로 떼어 앞에서 말한 12정경과 함께 묶어 14경락이라고 말하고 있다.

임맥과 독맥은 사람의 몸의 앞 뒤 정중앙선을 따라 흐른다. 독맥은 에너지가 잘 돌도록 조절해 주는 기능을 한다. 독맥은 등에서 양의 경락들을 감시하고 감독한다.

독맥에 이상이 생기면 머리가 아프거나 소화기, 호흡기 장애나 생식기에 탈이 날 수 있다.

독맥은 신장의 수기水氣가 머리로 올라가는 통로이며 이 독맥 유통이 원활하면 머리가 시원하고 맑아지게 된다. 그 수기는 다시 심장으로 내려가 심장의 열을 단전으로 보내 주어 우리 몸에서 수승화강水昇火降이 이루어지게 된다.

독맥이 흐르는 길

① 하복부에서 시작하여,
② 엉덩이 꼬리뼈 부위로 내려가 여자는 요도 부위로 들어가고,
③ 남자는 음경의 아래쪽을 돌아서 엉덩이 중앙을 따라 올라간다.
④ 척추 가운데를 따라 올라가,
⑤ 목을 거쳐 머리 정중앙선에서 돌아 내려와,
⑥ 두 눈 사이의 정중앙으로 내려오고 코 정중앙선을 따라 내려와 인중에서 멈춘다.

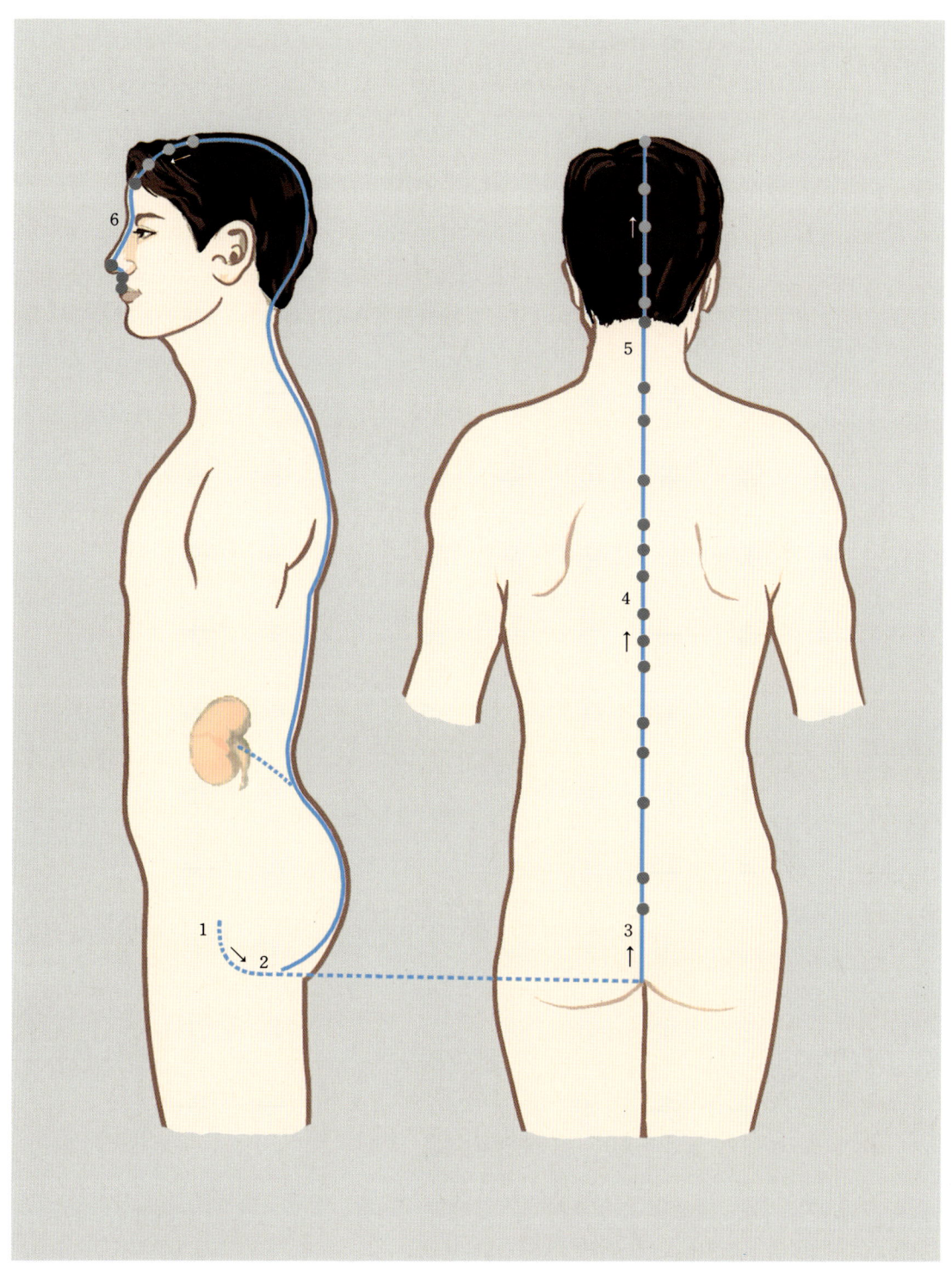

⑭ 임맥任脈

임맥은 몸의 앞쪽에 있는 음의 경락들을 감시하고 감독한다. 임맥은 목, 가슴을 거쳐 아랫배까지 이어진다. 임맥에 탈이 나면 여러 가지 이상이 올 수 있는데 특히 여성의 임신과 출산에 많은 관련을 가지고 있다.

임맥에 탈이 나면 아랫배가 단단하게 굳고 여성의 경우에는 생리불순, 불임증이 올 수 있다. 그 밖의 다른 많은 심인성 증상들이 임맥과 관련돼 있다. 임맥을 통해 심장의 화기火氣는 단전으로 내려가 단전을 뜨겁게 해 주는데 심인성 증상들은 임맥이 막혀 있을 때 이 화기가 역상하여 머리로 올라가면서 생기게 된다.

임맥이 흐르는 길

❶ 하복부의 정중앙 끝에서 시작하여,
❷ 회음혈로 나가 음부를 돌아 올라가면서,
❸ 배꼽 가운데를 지나,
❹ 가슴 정중선을 따라 올라간다.
❺ 목을 거쳐 아래턱으로 올라가,
❻ 입의 양쪽선을 돌아서 인중 부분에서 독맥과 만나,
❼ 코 양쪽 옆을 지나 눈밑 위경락과 만나서 눈으로 들어간다.

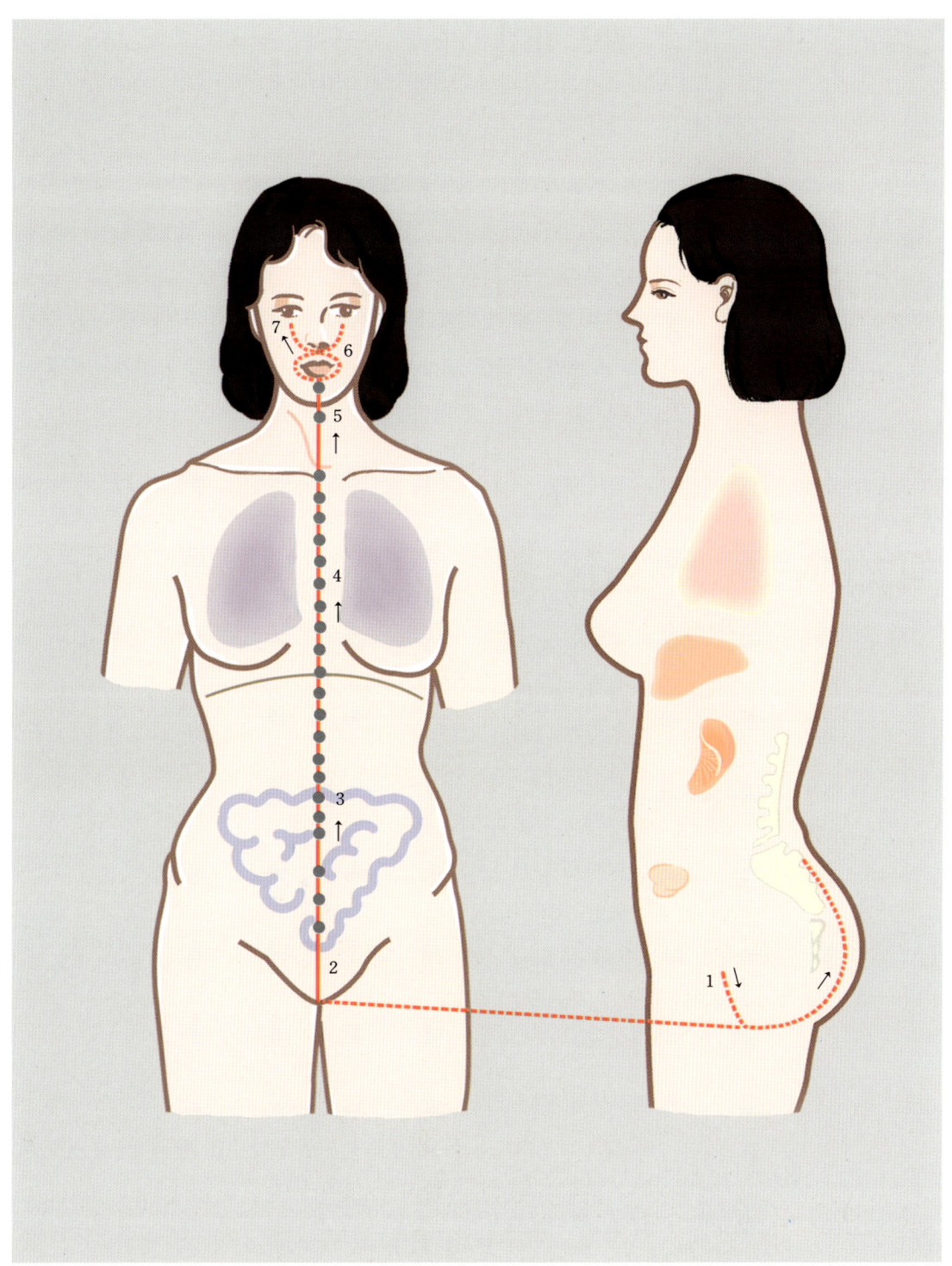

3. 관찰하기

 몸에 이상이 있게 된 근본 원인을 알고 활공을 한다면 더욱 확실한 효과를 얻을 수 있다. 관찰할 때는 받는 이의 일상생활에서의 걸음걸이, 습관적인 자세 등을 살펴보는 것이 중요하다. 그러나 섣부른 판단은 활공에 오히려 해가 되기 때문에 받는 이를 눈으로 보고 만져보고 소리를 듣고 냄새를 맡고 과거에 어떤 병이 있었는지 물어보는 절차를 통해 신중하게 판단해야 한다.

1) 눈으로 본다

① 몸의 전후좌우의 균형이 맞는지부터 본다.
- 무릎을 꿇고 앉을 때 오른쪽 무릎이 짧으면 변비가 있기 십상이다.
- 왼쪽 다리가 길면 소화기 계통에 이상이 있다.
- 오른쪽 다리가 길면 순환기, 호흡기 계통에 이상이 있다.
- 가슴두께의 차이가 심하면 잠을 설치게 되며 왼쪽 가슴이 얇은 사람은 악몽에 시달리는 일이 많다.
- 허리가 굽었으면 소화기에 이상이 있다.
- 가슴이 오그라져 있으면 심장에 이상이 있다.
- 어깨가 바짝 들려 있으면 호흡기에 이상이 있다. 폐가 나쁜 사람은 어깨가 유난히 올라간다.

② 피부색을 본다.
- 흰색 : 피부색이 희고 피부가 얇게 느껴지고 몸이 야윈 사람들은 호흡기와 소화기에 탈이 있기 쉽다. 목이 쉽게 붓거나 천식이 있기 쉽고 언제나 가슴이 답답하다. 이런 사람들은 위장 기능도 좋

지 않아 설사를 자주한다. 또한 손발이 차고 저리는 증세가 있다.

- 붉은색 : 얼굴을 비롯한 온몸의 피부가 붉은색이면 순환기에 이상이 있다. 이런 사람들은 가슴이 자주 두근거리거나 숨이 가쁘고 계단을 오르내릴 때 괴로워하며 특히 심장과 연결되어 있는 소장이 좋지 않다.

- 황색 : 황달같이 노르스름한 빛을 띠고 있는 사람은 소화기에 이상이 있는 사람이다. 입맛이 없고 헛배가 찬다. 습진이 잘 걸릴 수 있다.

- 푸른색 : 피부색에 푸른 기가 도는 사람은 간경이 약해 화를 잘 내고 뒷심이 없다. 이런 사람들은 겁이 많고 쉽게 피로해지는 경향이 있다.

- 검은색 : 얼굴에 윤기가 없고 때가 낀 것처럼 지저분한 인상을 주는 사람들은 신경이 약하다. 이런 사람들은 신장이나 방광에 이상이 있을 수 있다.

2) 소리를 듣고 냄새를 맡는다

- 목소리의 크기는 폐와 관련이 있는 것으로 목소리가 너무 작으면 기가 약한 것이다.
- 심장이 약하여 심리적으로 초조하고 불안하면 목소리에도 그

것이 반영되며 말을 할 때 횡설수설하는 경향이 있다.
- 쌔근거리는 소리가 난다면 쓸개에 이상이 있을 수 있다.
- 몸에서 냄새가 난다면 당뇨병일 가능성이 있으며 홧병이 있을 수도 있다.

3) 물어보고 듣는다

어디가 아픈지 언제부터 그랬는지 물어보고 과거와 현재의 상태를 비교한다. 또 활공 전과 활공 후를 비교한다. 그 사람의 직업이나 식성, 생활 습관도 함께 물어보는 것이 중요하다. 노인의 경우는 소변이 잘 나오는지, 소화는 잘 되는지 조심스럽게 물어보고 아이의 경우에는 꿈을 많이 꾸는지 악몽을 꾸지는 않는지 물어본다.

4) 만져본다

만져서 관찰할 때는 일어선 자세에서 척추가 제대로 되어 있는지 눌러보고 다리의 길이를 본다. 앉은 자세에서는 어깨가 바른지를 더듬어 확인한다. 배의 경우에는 민감한 부위이므로 무작정 누르기보다 천천히 힘을 가하면서 누르되 손가락을 펴고 힘을 뺀 다음 살짝 내리 누른다. 배꼽을 중심으로 딱딱하게 굳은 덩어리가 있는 사람은 위장과 비장에 탈이 있고 대장이 굳어 있는 상태이므로 다리의 비경을 눌러 활공한다. 배꼽 밑에 딱딱하게 굳은 덩어리가 있는 사람은 신장에 이상이 있는 경우이다. 배꼽 위 명치 부위는 팔의 심포경과 연결되며 심장에 이상이 있는 것이다.

4. 보사법

보사법補瀉法이란 이상이 있는 곳의 기운이 허虛한가 실實한가에 따라 기운을 더해 주거나 덜어 주는 것을 말한다. 기운의 조화가 깨어져 너무 허하거나 실해도 몸에 이상이 생기게 된다.

1) 허증에는 보법을

배가 고플 때 흔히 '허하다'라고 한다. 허증이란 기가 부족하고 쇠약한 것을 말한다. 허증 체질인 사람들은 기가 약하거나 흩어져 있어 기운을 충분히 보충해 주어야 한다. 따라서 기운이 허한 곳에 활공을 할 때는 심하게 두드리거나 눌러가며 활공하는 사법을 써서는 안 되며 보법으로 기를 보충해 주어야 한다. 허증인 사람에게 배와 같이 민감한 부위를 꽉꽉 누르는 것은 가뜩이나 기운이 없는 사람의 힘을 아예 빼 버리는 것과 같다.

보법은 주로 손바닥으로 누르거나 쓸어서 부드럽게 어루만지는 방법이다. 이때는 한 곳을 집중적으로 누르는 것이 아니라 넓게 전체적으로 활공한다. 만약 엄지손가락을 사용하더라도 아플 정도로 눌러서는 안 된다. 허증일 때는 손바닥만 얹어놓아도 받는 이가 시원하다고 느끼는 경우가 많다.

2) 실증에는 사법을

실증은 기운이 지나치게 꽉 찬 상태로 혈이 막혀 제대로 신선한 기혈이 공급되지 못해 이상을 일으키는 경우이다. 혈이 막혀 있는 실증은 나쁜 기운이 빠져나가지 못해 몰려 있는 경우이기 때문에 어루만져서 기를 보충해 준다고 증상이 해결되지 않는다.

실증에는 엄지손가락이나 팔꿈치 등을 이용해서 약간 아프다 싶을 정도로 꽉 눌러서 나쁜 기운을 빼 주고 막힌 경혈을 열어 주는 것이 효과적이다.

3) 보사를 활공에 응용할 때

허증이나 실증 체질일 수는 있지만 신체의 모든 부위와 오장육부가 한가지로 허하거나 실하다고만 볼 수는 없다. 우리 몸에는 허한 부위가 있는가 하면 실한 부위가 있다. 예를 들어 수水에 해당하는 신장이 허하다면 수와 상생관계인 금金에 해당하는 부위가 너무 실할 경우 상대적으로 수의 기운은 더욱 딸리게 된다. 따라서 이때는 금에 해당하는 폐와 대장경락을 사해 주어야 하며 반대로 수와 상극관계에 있는 심장과 소장은 보해 준다.

하지만 이것은 기초적인 이론에 해당하는 것이고 장부의 허와 실은 이렇게 단편적이고 도식적으로만 이해할 수 있는 것이 아니라 제대로 알려면 많은 경험과 공부가 필요하다. 그러나 누구나 활공을 하기 위해 한의학 공부를 시작해야 하는 것은 아니다. 몇 가지 중요한 원리와 법칙을 이해한다면 일상생활에서 활공을 주고받기에 어려움이 없을 것이다.

실제로 활공할 때의 요령은 다음과 같다.

① 살짝 눌러도 아픈 부위는 실한 것이고 기운이 긴장되어 막혀 있는 곳이다. 기운이 몰려 있다는 것은 우리 몸이 나쁜 기운에 저항하기 위해 적극적으로 노력하고 있다는 말이니 경혈만 잘 열어 주면 금방 몸이 좋아진다.

② 눌러도 별 반응이 없고 시원하다고만 하면 허하다고 보아야 한다. 이때는 우리 몸의 저항력이 많이 떨어진 상태이므로 기를 잘 보해 주어야 한다.

③ 이런 감각을 키우기 위해서는 실제로 많은 사람을 활공해 보아야 한다. 활공에 대한 지식을 얻는 것도 중요하지만 손의 감각을 살리는 것이 더 중요하다. 숙달이 된다면 아픈 곳을 눌러서 사해 주는 것 뿐만 아니라 아프지 않은 곳을 보해 주는 안목도 생길 것이다.

④ 앞에서 말한 바와 같이 활공할 때는 함부로 마구 눌러서는 안 된다. 특히 만성질환이나 중병을 앓고 있는 사람은 더욱 주의해야 한다. 바로 보사의 원리 때문이다.

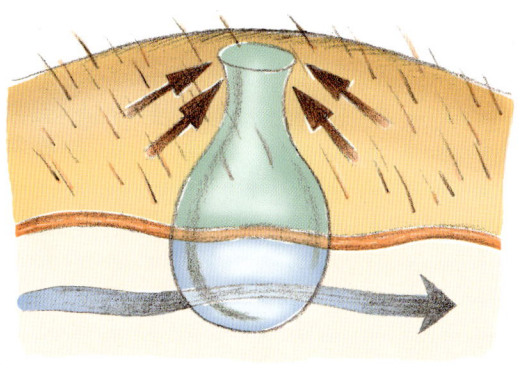

닫혀 있는 혈 – 실증
에너지가 과도하게 몰려 있는 긴장 상태. 엄지손가락이나 팔꿈치로 눌러 자극을 주거나 주먹으로 두드려 준다.

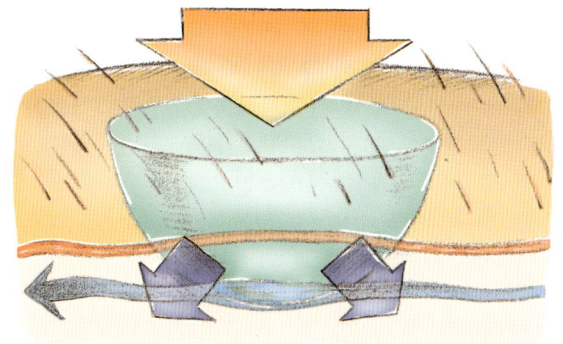

넓게 열려 있는 있는 혈 – 허증
에너지가 약하고 흩어져 있는 상태. 손바닥으로 누르거나 쓸어 주면서 기운을 보해 준다.

5. 숙련된 이를 위한 약손 만들기

약손을 만들려면 자신의 몸 자체가 훌륭한 약이 될 수 있도록 몸의 컨디션을 최대한 좋게 해야 한다. 과로나 과색, 폭음을 삼가고 단전호흡과 약손 수련을 21일 동안 꾸준히 하는 것이 좋다. 몸의 컨디션이 좋다는 것은 마음도 언제나 즐겁고 평온한 상태가 되는 것을 의미한다. 마음을 최대한 열어 주위를 사랑하는 마음을 가지는 것이 약손 수련의 왕도이다. 다음은 숙련된 이를 위한 약손 수련법이다.

1 몸을 충분히 이완하고 나서 결가부좌나 반가부좌로 앉는다.

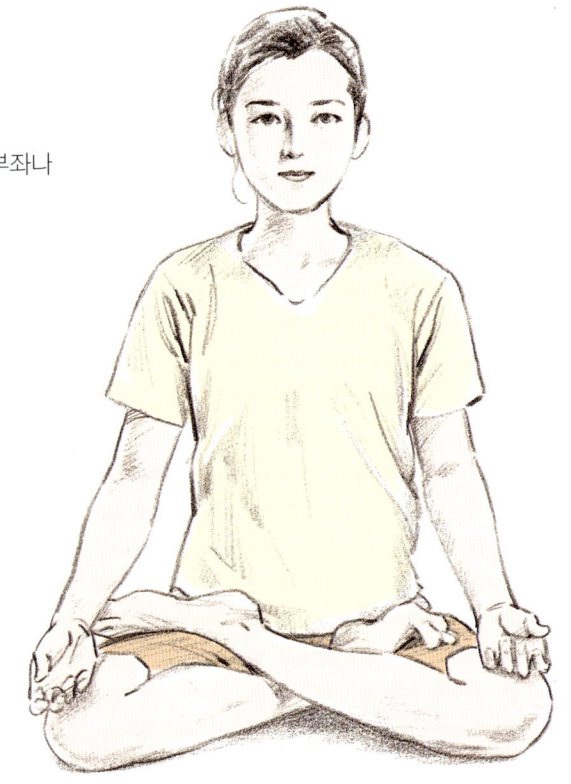

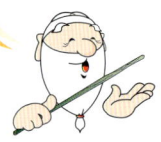

결가부좌는 원래 다리가 가늘고 긴 인도인들의 체질에 맞으며 다리가 짧고 굵은 편인 우리 나라 사람들의 체질에는 잘 맞지 않습니다.

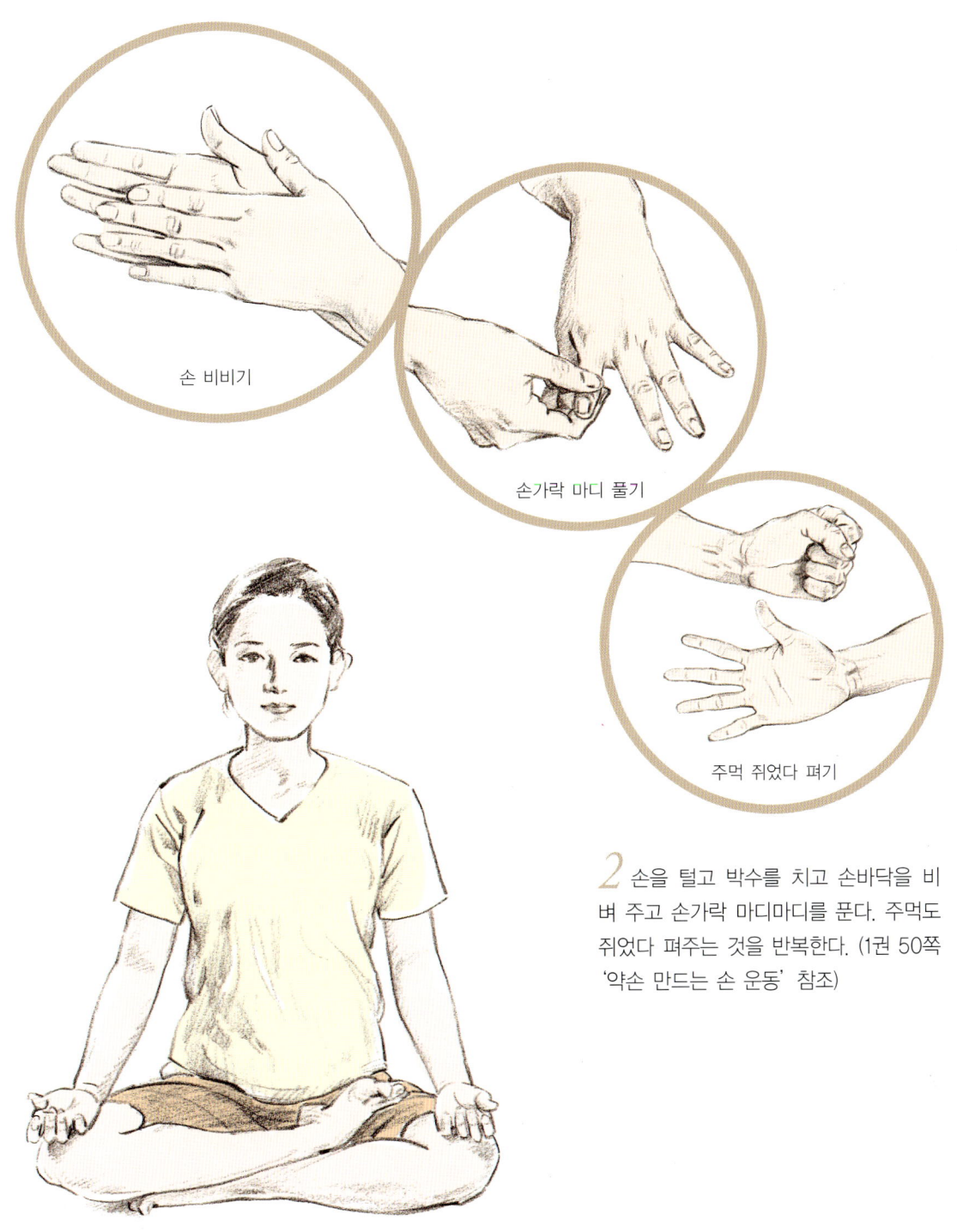

손 비비기

손가락 마디 풀기

주먹 쥐었다 펴기

2 손을 털고 박수를 치고 손바닥을 비벼 주고 손가락 마디마디를 푼다. 주먹도 쥐었다 펴주는 것을 반복한다. (1권 50쪽 '약손 만드는 손 운동' 참조)

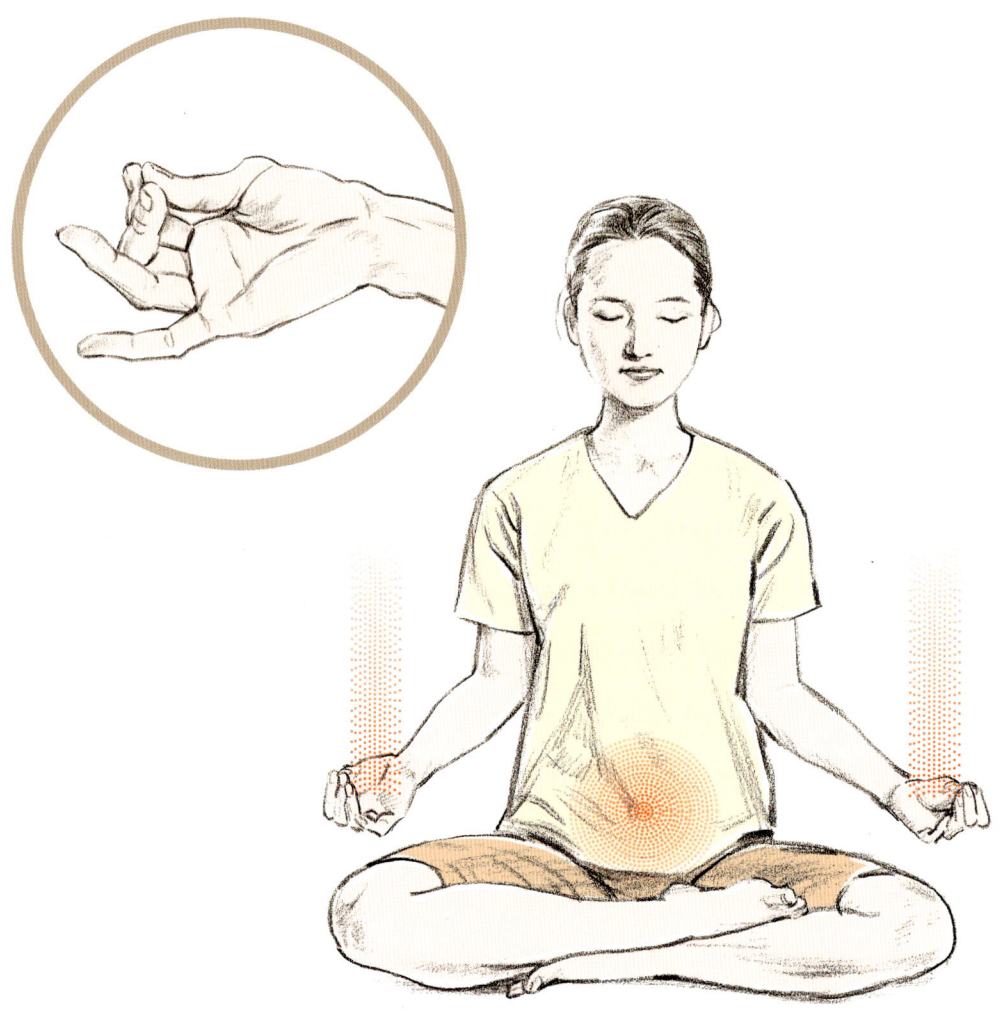

3 양 손의 엄지와 집게 손가락, 가운데 손가락을 한 데 모은다. 두 손을 무릎에서 10cm 정도 들어 올린다.

4 마음을 배꼽 아래에 있는 단전에 집중한다. 이때 손으로 강한 에너지가 들어오는 것을 상상한다.

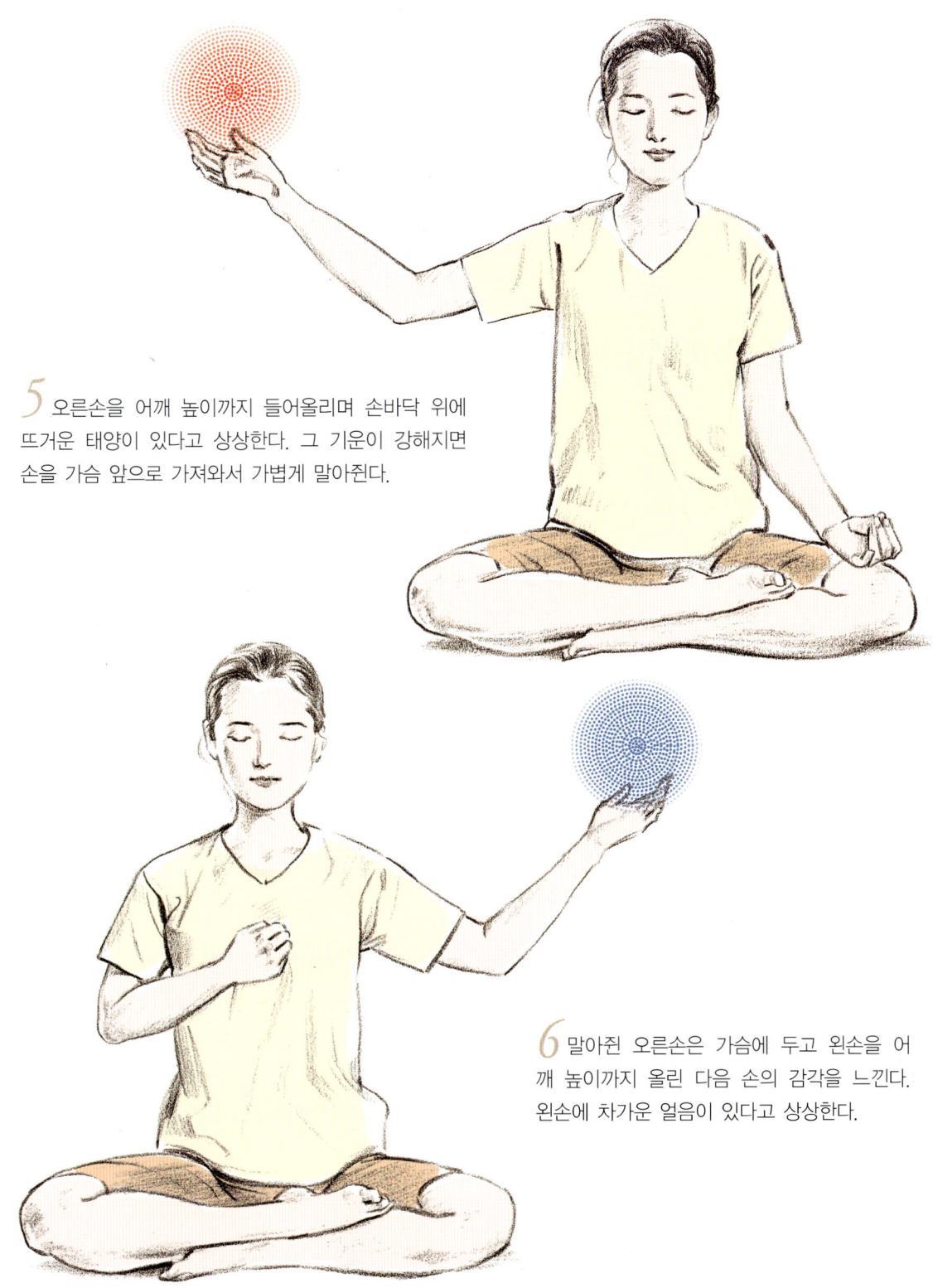

5 오른손을 어깨 높이까지 들어올리며 손바닥 위에 뜨거운 태양이 있다고 상상한다. 그 기운이 강해지면 손을 가슴 앞으로 가져와서 가볍게 말아쥔다.

6 말아쥔 오른손은 가슴에 두고 왼손을 어깨 높이까지 올린 다음 손의 감각을 느낀다. 왼손에 차가운 얼음이 있다고 상상한다.

7 느낌이 커지면 두 손을 눈썹 가까이로 모아 합장한다. 그 상태에서 명상에 들어간다. 두손을 통해 몸에서 일어나는 감각을 다시 느낀다. 가슴이 좌우로 나누어지는 느낌과 함께 몸이 분리되는 느낌이 들 것이다. 이 상태로 40분 간 있는다. (처음부터 40분 동안 하기는 무리일 것이다. 5분에서 시작해 점차 늘려 간다.)

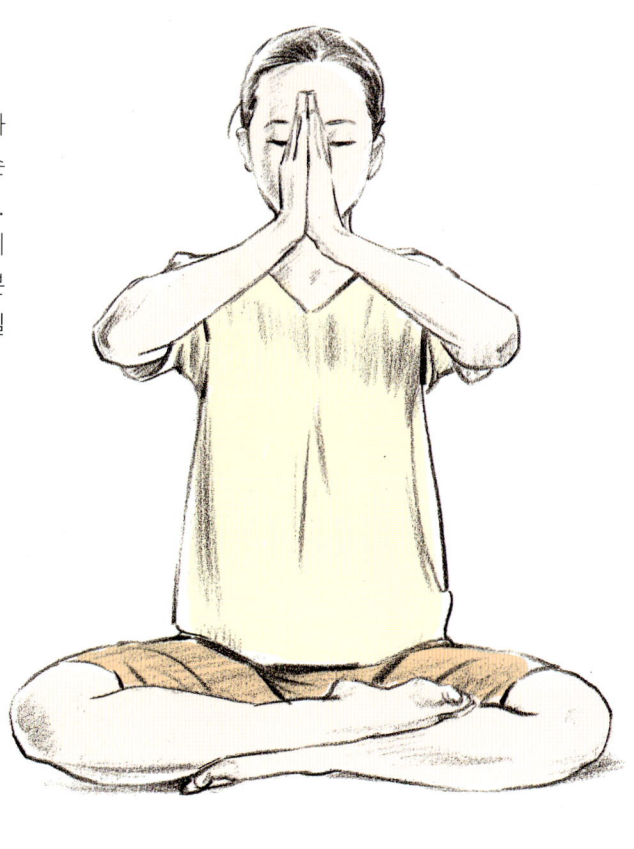

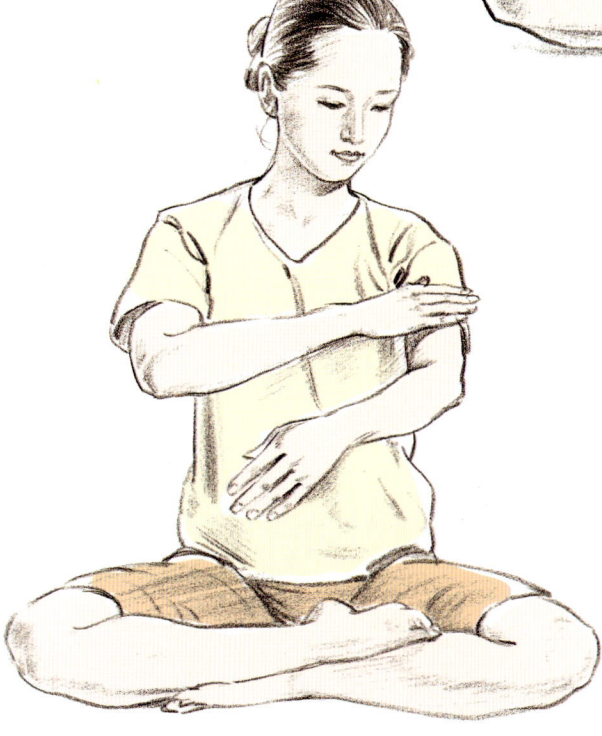

8 마무리 할 때는 박수를 33번 치고 가슴과 팔, 얼굴을 쓸어 준다.

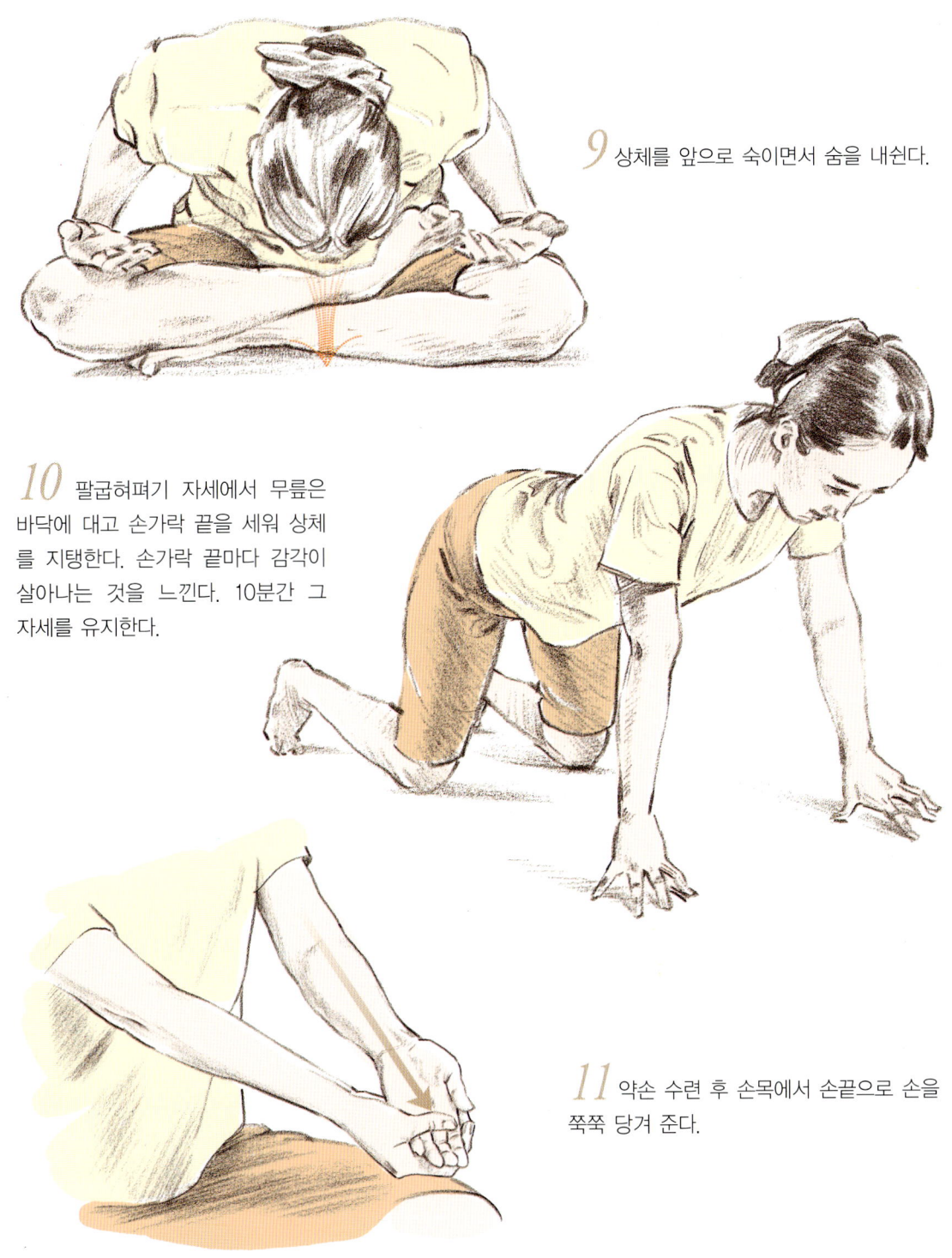

9 상체를 앞으로 숙이면서 숨을 내쉰다.

10 팔굽혀펴기 자세에서 무릎은 바닥에 대고 손가락 끝을 세워 상체를 지탱한다. 손가락 끝마다 감각이 살아나는 것을 느낀다. 10분간 그 자세를 유지한다.

11 약손 수련 후 손목에서 손끝으로 손을 쭉쭉 당겨 준다.

증상별 활공법 색인

ㄱ

가슴통증	15, 26
각기병	88
간염	56
고혈압	43, 66
골반교정	64
골반근육 이완	64
관절염	52, 83
구토	33, 43
기관지염	26
기억력 감퇴	59
기침	33
기혈흐름 촉진	12
긴장해소	17

ㄷ

다리 아플 때	56
담낭염	56, 83
당뇨	37, 43
두통	26, 52, 74

ㅁ

무릎 통증(관절염)	61, 80
무릎이 삐었을 때	61

ㅂ

변비	30, 33, 37, 40
복부팽만	52
복통	30, 40, 43
불면증	33, 37
불안감	26, 40, 43
비만	46

ㅅ

생리불순	33, 37, 43
생리통	30
생식기 염증	52
설사	30, 33, 56
소화불량	26, 37, 40, 59, 74
수족냉증	33
습진	56
식욕부진	33
신경통	80
심장병	77

ㅇ

아기를 위한 활공	69
어깨통증	15, 77
오십견	15, 74
오한	83
요통(허리 아픔)	88
우울증	26, 33, 37
위궤양	33, 37, 43, 59
위염	43, 59
위장장애	26
위하수	43
이질	30
임산부를 위한 활공	68

ㅈ

자궁염	30
좌골신경통	83, 88
집중력 감소	59

ㅍ

팔의 통증	77
편두통	83
피로감(피로회복)	17, 33, 37, 40, 52, 59, 66, 74, 77

ㅊ

초조감	26, 40

ㅎ

하지마비	80, 88
혈액순환	66
혓바늘	33

따라하면 누구나 약손!
우리집 동의보감 단학활공2

1판 1쇄 발행 2000(단기4333)년 4월 29일
1판 8쇄 발행 2014(단기4347)년 9월 15일

지은이 · 국제평화대학원대학교 부설 단학연구원
펴낸이 · 심정숙
펴낸곳 · (주)한문화멀티미디어
등록 · 1990. 11. 28. 제 21-209호
주소 · 서울시 강남구 봉은사로 317 논현빌딩 6층(135-833)
전화 · 편집부 2016-3500 영업부 2016-3507
http://www.hanmunhwa.com

편집 · 이미향 강정화 최연실 진정근
디자인 제작 · 이정희 목수정
경영 · 강윤정 권은주 | 홍보 · 박진양 조애리
영업 · 윤정호 조동희 | 물류 · 박경수

만든사람들
책임편집 · 양정인 | 디자인 · 고도영 이정희 | 사진 · 김명순 김경아 | 삽화 · 최종린

ⓒ 한문화, 2000. Printed in Seoul, Korea
ISBN 978-89-5699-186-3 13690
ISBN 978-89-5699-187-0 13690 (전2권)

잘못된 책은 본사나 서점에서 바꾸어 드립니다.
저자와의 협의에 따라 인지를 생략합니다.
본사의 허락 없이 임의로 내용의 일부를 인용하거나 전재, 복사하는 행위를 금합니다.